„Weiß nicht!"

Das Ende einer Kindheit

Trisomie21 • Regelschule • Integration

Schule als Eingangstor in die Gesellschaft

Dank ist ein Kriterium der Zufriedenheit!
Ob wir zufrieden sein können
über Schule und Behörden,
wird uns die Zukunft zeigen,
der Till-Philipp entgegengeht!

Verlag Fallenstein

Homepage des Verlags: http://www.unser-chef.de
Homepage des Verfassers: http://www.hans-peter-spanier.de
    http://www.spanier-fallenstein.de
Homepage von Till-Philipp: http://www.till-philipp-spanier.de

Spanier, Hans-Peter
„Weiß nicht" - Das Ende einer Kindheit
Trisomie21 • Regelschule • Integration
Schule als Eingangstor in die Gesellschaft
Verlag Fallenstein
ISBN 3-00-015379-9

Alle Rechte vorbehalten
© 2005 Verlag Fallenstein
Umschlag: Hans-Peter Spanier
Satz: Hans-Peter Spanier
Fotos: Hans-Peter Spanier
Zeichnungen: Till-Philipp Spanier
Herstellung: Books on Demand GmbH, Norderstedt

Für Christel
und
Till-Philipp
sowie
eine Gesellschaft ohne Vorbehalte

Till-Philipps Eltern haben den integrativen Lebensweg ihres Sohnes von seiner Geburt an geebnet und dabei auch massive Widerstände zu überwinden gewußt. Sie haben sich für diesen Weg entschieden, weil die anfänglichen Ablehnungen ihres Sohnes langfristig anhielten, was für sie kein Grund war, ihn der Gesellschaft vorzuenthalten, sondern weil sie daraus die Notwendigkeit ableiteten, die Gesellschaft an die behinderten Mitmenschen heranzuführen; und das geht nur über den Integrationsweg. Nun steht Till-Philipp auf der Schwelle ins Erwachsenenleben, die sich für ihn als recht hoch erweist, was aber nicht bedeuten soll und kann, daß sie nicht zu überwinden ist.

Der Autor ist der Vater von Till-Philipp und beschreibt hier die Zeit der letzten sechs Schuljahre seines Sohnes, die er in der Sekundarstufe I verbrachte und die einen unrühmlichen Abschluß gefunden haben. Dieser war auf Grund der ‚rechtlichen Lücke' unvermeidbar, weil offensichtlich nicht in gebotener Klarheit geregelt und ausformuliert wurde, wie nach Abschluß der Schule per Integration bei noch bestehender Schlupflicht für behinderte Schüler am Günstigsten zu verfahren ist.

Eine weitere Schwierigkeit ergab sich aus der nicht vorhandenen Bereitschaft der angesprochenen Betriebe, Till-Philipp eine Anlernstelle anzubieten. Ob die schlechte wirtschaftliche Situation als Begründung nur vorgeschoben war, ließ sich nicht deutlich machen. Die zuständigen Behörden agierten separat, kamen aber zu Ergebnissen, die nicht in der Interessenlage der Eltern lagen.

Die Sachzwänge formten aus den Eltern Bürger, die um die Rechte ihres Kindes zu kämpfen gelernt haben. Das dabei erworbene Wissen und die dabei gewonnenen Erfahrungen möchten sie in diesem Buch weitergeben, um anderen Betroffenen mit vergleichbaren gesellschaftlichen Ansprüchen eine Art Vorbild zu sein, wohlwissend, daß jede Situation in einer solchen Auseinandersetzung ihre teilweise tückischen Eigenheiten hat.

Dieses Buch ist aber auch gedacht für Behörden mit ihren Bediensteten und Lehrern sowie deren Ausbilder, um im Umgang mit (geistig) behinderten Menschen und deren Angehörige durchaus auch mal von der Verhaltensnorm abzuweichen, um ihnen ein großes Maß an Lebensqualität zu sichern, wie es die nichtbehinderten Mitmenschen für sich erfolgreich beanspruchen. Das Vorhalten von Vorschriften sollte ergänzt werden mit Erläuterungen, um im gemeinsamen Miteinander zu Lösungen zu gelangen, die von allen getragen werden können.

Das tägliche Leben der Familie war und bleibt geprägt von der Realisierung ihrer Wunschvorstellung, ihrem Sohn die Teilhabe an der Gesellschaft sein Leben lang zu ermöglichen. Ob es ihnen gelingt, hängt jetzt weniger von den Behörden ab, sondern mehr von den ‚frei wirkenden Kräften unserer Gesellschaft', nämlich der Wirtschaft und ihren Betrieben.

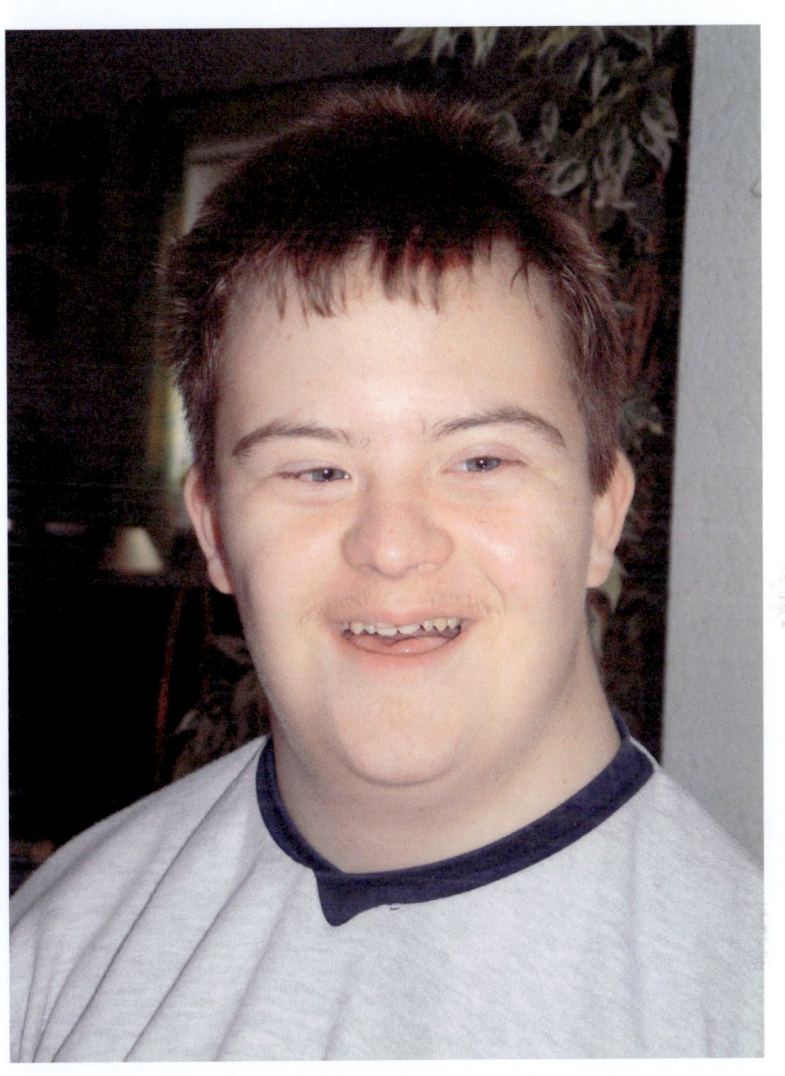

Inhalt   **Seite**

1. Zum Geleit 11
2. Über das Buch 14
3. Till-Philipp's Zeichnungen 19
4. Schulbeginn 21
5. Das erste Jahr in der IGS 27
6. Das pädagogische Gespräch 28
   6.1. Körperliches Wohlbefinden 33
   6.2. Vergleich mit einem Kind im gleichen Entwicklungsalter 37
   6.3. Lebenspraktische Erfahrung 38
   6.4. Nach dem Gespräch 39
7. Pubertät und Adoleszenz 51
8. Das Zeugnis zum Ende der 8. Klasse 55
9. Sommerschulfest 2002 57
10. Unsere Planung für das zweite Gespräch 59
11. Das zweite pädagogische Gespräch 67
12. Schülerpraktikum 71
13. Klassenfahrt 76
14. Ein Tutor verliert die Fassung 80
15. Elternabende 83
16. Freizeit 85
17. Ein Arbeitsplatz für Till-Philipp 93
   17.1. Keine Hilfe aus der Landesregierung 93
   17.2. Betriebsverbände 95
   17.3. Handwerkskammer 95
   17.4. Industrie- und Handelskammer 96
   17.5. Landwirtschaftsverband 97
   17.6. Hotel 98
18. Die Bundesagentur für Arbeit 99
   18.1. Werkstatt für Behinderte 99
   18.2. Kontaktaufnahme mit der Behörde 100
   18.3. Gutachten 101
      18.3.1. Initialisierung 101
      18.3.2. Die amtsärztliche Begutachtungen 102
      18.3.3. Ein Wort an den psychologischen Dienst 104
      18.3.4. Beim psychologischen Dienst 108
   18.4. Die Gutachten 110
      18.4.1. Das amtsärztliche Gutachten 111
      18.4.2. Das psychologische Gutachten 115

18.4.3. Das nervenärztliche Gutachten 116
18.5. Das Abschlußgespräch 118
18.6. Das Ende einer fruchtlosen Zusammenarbeit 119
19. Das Ende einer Ära 125
    19.1. Antrag auf Erfüllung der Schulpflicht 127
    19.2. Konferenzprotokolle 129
    19.3. Rückzug 133
    19.4. Einstieg ins Berufsleben 142
20. Nachbetrachtung 144
21. Anhang 151
    21.1. Psychologischer Dienst 151
    21.2. Echolalie 153
    21.3. Schulgesetz im Auszug 154
    21.4. Versetzungsverordnung im Auszug 154

1. Zum Geleit

Nachdem Hans-Peter Spanier die Zeit des Kindergartens und der Grundschule für seinen Sohn Till-Philipp geschildert hat, kann er nun die Erfahrungen mit der Integrativen Gesamtschule (IGS) sowie bei der Berufsfindung vorlegen und wiederum sorgfältig dokumentieren. Er gibt damit eine anschauliche Beschreibung von Erlebnissen, die Eltern eines Kindes mit Behinderung im Zusammenhang mit so genannten Hilfesystemen und bei der Auseinandersetzung mit beteiligten Fachleuten haben können, ja oft durchstehen müssen.

Die Trisomie 21 (Down-Syndrom), für welche von den Eltern Till-Philipps die Reaktorkatastrophe in Tschernobyl als mit verantwortlich angesehen wird, hat einen gegenüber der „Norm" veränderten Entwicklungsablauf zur Folge und kann mit gewissen Komplikationen verbunden sein, die körperliche Funktionen (Herz und Kreislaufsystem, Darm und Verdauungsapparat, Augen oder Ohren), psychische Reaktionen (Emotionen und Affekte) und kognitive Leistungen (Sprache und Sprechen, logisch-abstrahierendes oder mathematisches Denken) betreffen. Dies begründet aber keine besondere Stellung des behinderten Menschen und darf - auch durch „Gewähren" von Hilfen - keinesfalls zu einer Diskriminierung führen. Vielmehr ist es eine Aufforderung an uns alle, eben an die Gesellschaft, für mögliche Integration und Teilhabe im Sinn der 2001 verabschiedeten „International Classification of Functioning, Disability and Health" (ICF der WHO) zu sorgen.

Von dieser Grundidee sind die Bücher Hans-Peter Spaniers getragen: Mit seiner Frau kämpft er darum, dass Till-Philipp nicht ausgegrenzt wird, sondern im Rahmen seiner Möglichkeiten, seiner Begabungen und Schwächen, die nicht „wegtherapiert" werden können, den ihm entsprechenden Weg einschlagen kann und den ihm angemessenen Platz in der Gesellschaft findet, dass er von seinen Mitmenschen akzeptiert und anerkannt wird. Das muss schon in der Nachbarschaft und in der Gemeinde beginnen, es setzt Offenheit und vorurteilsfreies Denken voraus - leider ist es keine Selbstverständlichkeit, wie das Buch an manchem Beispiel zeigt. Mir Recht wendet sich der Verfasser deshalb auch gegen eine Tendenz unserer sozialen Hilfesysteme, durch spezielle

Maßnahmen Abweichendes zu isolieren und in einer Sonderstellung zu „ent-sorgen".

Die eindrucksvolle Darstellung lässt immer wieder erkennen, welche Schwierigkeiten zu überwinden sind, um dem Ziel echter Teilhabe (Partizipation nach ICF) nahe zu kommen bzw. es zu erreichen. Manche pädagogischen Überzeugungen, manche von den verantwortlichen Stellen getroffenen Entscheidungen, ja manche gesetzlichen Grundlagen und Verordnungen sind vor diesem Hintergrund nur schwer zu verstehen, geschweige denn ohne weiteres zu akzeptieren.

Eltern sind die eigentlichen Fachleute für ihr Kind. Auch diese Tatsache unterstreicht das Buch in vielen Beispielen. Eltern kennen und beurteilen bestimmte Reaktionen und Verhaltensweisen zwar vor ihrem Erfahrungshintergrund und nach ihrem Wissensstand, immer jedoch durch stetige, mitfühlende Beobachtung, weshalb ihre Argumente gerade in kritischen Situationen für Fachleute überaus wichtige Informationen bringen und unbedingt berücksichtigt werden sollten. Geschieht dies nicht, kommt es rasch zu folgenschweren Fehlurteilen.

Um eine integrative Erziehung in der Schule zu verwirklichen, sind Einfühlungsvermögen und Kreativität, Engagement und viel guter Wille erforderlich. Es müssen ja meist ganz neue Wege gesucht und beschritten werden, die zu einem echten, vertrauensvollen Miteinander führen. Die detaillierte Schilderung dieses oft auch dornenreichen Weges kann für andere Eltern in ähnlicher Situation hilfreich sein, sollte aber auch Lehrerinnen und Lehrer, die sich um Integration bemühen, dazu anregen, ihr Tun zu reflektieren. Es wäre sicher falsch, aus der vorliegenden, um Objektivität bemühten Dokumentation (nur) Kritik abzuleiten und manche sicher subjektiv gefärbte Feststellung als „Empfindlichkeit" abzutun - jedenfalls ist dies nicht die Intention des Buches, das ganz ausdrücklich um Verständnis für die Eltern und für deren Sichtweise im Interesse des Kindes wirbt.

Fachleute können und müssen von Eltern lernen. Gerade die Argumente von „schwierigen" Eltern sollten ernst genommen werden, hinterfragen sie doch schwer verständliche Entscheidungen oder nur durch Gewohnheit begründetes Verhaltenen. Sie können bei einer echt konstruktiven Auseinandersetzung neue Wege aufzeigen, um damit der aktuellen Entwicklung des Kindes durch veränderte Lebenssituation besser gerecht zu werden. Voraussetzung dafür sind immer wieder unvoreingenommene Kommunikationsbereitschaft, vertrauensvolle Kooperation und kritische, aber wohlwollende interdisziplinäre Diskussion bzw. Reflexion zusammen mit Kindern bzw. Jugendlichen und Eltern. Das gilt besonders für die schwierige Zeit der Berufsfindung bei der heute überwiegend leistungsbezogenen Einstellung. Bedauerlicherweise konnte auch für Till-Philipp noch nicht die ihm am besten entsprechende und von ihm auch gewünschte Lösung gefunden werden. Es ist zu hoffen, dass weitere Bemühungen trotz frustrierender Rückschläge Erfolg haben, nachdem sich wie bei anderen Jugendlichen auch die mit der Pubertät einhergehend Reifung der Persönlichkeit vollziehen konnte.

Den Büchern von Hans-Peter Spanier, die durch einige Zeichnungen Till-Philipps eindrucksvoll illustriert werden, sind viele interessierte, aber auch geduldige und vorurteilsfreie Leser zu wünschen. Eltern von Kindern mit so genannter Behinderung und Fachleute, die sich um Familien mit Schwierigkeiten ernsthaft bemühen, werden gleichermaßen von der Lektüre profitieren. In kleinen Schritten sollte es mit derartigen Erfahrungsberichten aber auch gelingen, die Grundgedanken der Integration bzw. Teilhabe weiterhin mit Leben zu erfüllen und ihnen in der Gesellschaft die erforderliche Anerkennung zu verschaffen. Dazu leistet das Buch einen wichtigen, praxisbezogenen Beitrag.

Prof. Dr. med. Gerhard Neuhäuser, Linden

2. Über das Buch

Mit Abschluß des Grundschulbesuches und der Aufnahme in die IGS wollte ich eigentlich keine weitere Dokumentation von Till-Philipp's Leben vorlegen. Einige Begebenheiten in der IGS und auch die allgemeine Situation vor allem Geistigbehinderter haben mir gezeigt, daß eine Weiterführung der Lebensbeschreibung meines Sohnes sinnvoll sein kann. Ich habe dieses Buch um einige Bemerkungen aus seinem häuslichen Leben bereichert. Im Gegensatz zu meinen beiden bisherigen Büchern über Till-Philipp's Leben in der Gesellschaft verzichte ich hier bewußt auf eine chronologische Abfolge der Geschehnisse, es waren keine zeitlichen Abhängigkeiten erkennbar.

Ich werde nur einige Ereignisse herausgreifen, um bestehende Defizite in der Integration behinderter Schüler in der Regelschule deutlich zu machen. Damit soll keineswegs belegt werden, daß es eine Vielzahl von Situationen während des Besuches der IGS gab, die mir negativ im Gedächtnis haften geblieben sind. Unzufriedenheit bei Eltern über schulische Ereignisse oder Verhalten von Lehrkräften ist nicht selten. Bei uns hielt sich das in Bezug auf die IGS mit wenigen Ausnahmen in Grenzen.

Es erfolgt keine Abrechnung über das Schulpersonal! Unsere Erfahrungen im gesamten Schulbesuch zeigten uns; Lehrkräfte sind insofern besondere Menschen, weil sie im Dienste des Staates stehen. Sie sind ihrem Amt und damit in erster Linie dem Staat verpflichtet. Da sie im Auftrag des Staates handeln und tätig sind, verstehen sie sich als Teil des Staates. Die wenigsten Eltern empfinden ebenso für sich. Außer sie sind selbst Lehrer, ihr Herz wird dann mehr für die Lehrkräfte schlagen als für die Eltern.

Das macht die Lehrkräfte zwar nicht unfehlbar, prägt aber ihr Verhalten in einer Weise, die anderen suggeriert, vielleicht auch suggerieren soll, daß sie unfehlbar sind. Sie erhalten dabei Rückendeckung bis zu ihrem obersten Dienstherren im Rahmen der Fürsorgepflicht, die jeder Vorgesetzte eines Beamten auszuüben per Gesetz verpflichtet ist. Dieser Fürsorgepflicht fühlt sich sogar die Versammlung der frei gewählten Volksvertreter verpflichtet. Hinzu kommt noch die Solidarität innerhalb des Kollegiums, die soweit gehen kann, daß Abweichungen bei der Schilderung von Ereignissen oder Situationen in der Schule gedeckt werden. Fehler unterlaufen jedem, auch Lehrern. Bei denen meine ich aber festgestellt zu haben, daß sie gereizt reagieren, wenn Eltern sie auf einen Fehler aufmerksam machen.

Deutlich hatte sich das im Konflikt zum Ende des Grundschulbesuches von Till-Philipp gezeigt. Wir hatten erlebt, daß sogar die Schulleitung verpflichtet war, die Lehrkräfte zu decken und zu schützen, wenn diese sich offensichtlich fehlverhalten hatten. In den Genuß der nicht nur moralisch gerechtfertigten Genugtuung kommen Eltern, wenn überhaupt, nur in ganz vereinzelten Fällen. Je höheren Orts sich die Eltern mit ihrer Beschwerde wenden, um so unwahrscheinlicher ist eine Genugtuung oder zumindest die Bestätigung ihrer Position als rechtens.

Diese Erkenntnis war aber nicht entscheidend für unser Verhalten gegenüber den nun unseren Sohn unterrichtenden Lehrkräften, in die in diesem Buch die Sozialpädagogin immer mit eingeschlossen ist. Für uns war es trotz der noch stark im Gedächtnis haftenden Erinnerungen an die Erlebnisse in der Grundschule ein Neuanfang.

Daß Schule nicht immer ohne Reibungsverluste abläuft, liegt in der Natur der Sache, die sich allein schon aus dem ‚Unfehlbarkeitsanspruch' der Lehrkräfte ergibt. Solche kleinen Konflikte kann jeden Schüler und damit auch jede Eltern treffen. Wenn es also zu Unstimmigkeiten zwischen uns und den Lehrkräften an dieser Schule kam, war das durchaus etwas Normales. Außer es hatte direkten Bezug zur Behinderung unseres Sohnes. Meine Frau unternahm in den meisten Fällen dann den Versuch, einen Ausgleich herbeizuführen.

Wie meine beiden vorherigen Bücher ist auch dieses aus strenger Elternsicht geschrieben. Mag sein, daß der eine oder andere die hier veröffentliche Sichtweise als zu streng beurteilt. Dem möchte ich entgegenhalten: Solange Kinder mit einer geistigen Behinderung in unserer Gesellschaft nicht voll als ihre Mitglieder anerkannt sind, was sich durch dessen Handhabung belegen läßt, oftmals auch deren Eltern, und demnach nicht ihren Anteil am öffentlichen Erscheinungsbild durchsetzen können, solange sollte auch Kritik in dem hier vorgetragenen Ausmaße erlaubt sein.

Wenn ich hier von einer Nichtanerkennung in unserer Gesellschaft spreche, dann meine ich das nicht nur in Bezug auf Ämter und Behörden und gesellschaftliche Einrichtungen, sondern auch im direkten Bezug zur Nachbarschaft. Aber Vorsicht, dies ist keine Schelte auf unsere direkte Nachbarschaft, obgleich deren Verhalten mitunter auch von der Behinderung Till-Philipp's geprägt zu sein schien!

Es war nie meine Absicht, ein Buch über meinen Sohn aus objektiver Sicht zu schreiben. Das halte ich für genauso unmöglich als wollte man eine Selbstbiographie aus objektiver Sicht schreiben. Das tägliche Zusammenleben innerhalb der Familie mit meinem Sohn hat nicht nur meine Sichtweise beeinflußt, sondern auch mein Empfinden ihm gegenüber. Meine Frau und ich kennen seine Stärken und Schwächen, wissen, was er zu leisten im Stande ist in geistig-intellektueller Hinsicht, aber auch in manuell-handwerklicher, das schließt auch das kognitive Lernen mit ein. Sein nicht nur durch seine Behinderung geprägtes Verhalten ist uns bestens vertraut.

Ich möchte hiermit aber auch kein Buch vorlegen, das die Stärken und Schwächen der IGS beschreibt, die Till-Philipp sechs Jahre lang besucht hatte. Für uns ist sie eine Schule wie jede andere auch mit dem Unterschied, daß sie sich für eine Integrationsbeschulung entschieden hatte. Dafür gebührt ihr unser großer Dank, denn nicht jede Schule der Sekundarstufe I war bereit, dieses pädagogische Neuland zu betreten. Dabei müßte es gar kein Neuland sein, wenn die Konsequenz aus der bildungspolitischen Notwendigkeit gezogen worden wäre, die Lehrkräfte auch in integrationspädagogischer Hinsicht auszubilden.

Daß durch Betreten dieses Neulands der Schulleiter nicht vor einer Fehlformulierung zurückschreckte, in der er seine Ansicht zum Ausdruck brachte, möge ihm zu verzeihen sein. Dennoch war sein direkter Vergleich unseres Sohnes mit einem anderen Kind der Klasse nicht zulässig, allein schon deshalb, weil er außerschulische Aspekte völlig unbeachtet ließ, die aber einen wesentlichen Teil zu der Entwicklung von jungen Menschen beitragen, seien sie nun behindert oder nicht.

Dies Buch ist ein Plädoyer für Integrierte Gesamtschulen, weil vornehmlich diese sich für die Integration auch geistig behinderter Kinder bemühen, sofern sie, wie in unserem Fall, von betroffenen Eltern darauf aufmerksam gemacht werden. Von selbst kommt keine Regelschule, zu der ich auch die Integrierten Gesamtschulen zähle, auf die Idee, sich von sich aus behinderten Kindern zu öffnen.

Daß behinderte Kinder stets nach den Richtlinien der zuständigen Sonderschule unterrichtet werden, ist selbstverständlich, da der Stoff der Sekundarstufe einfach zu anspruchsvoll ist. Daß sie aber mit nicht behinderten Kindern täglichen Umgang pflegen, halte ich für eine gesellschaftspolitische Notwendigkeit.

Es gibt aber auch Ideen einer gemeinsamen Beschulung auch von geistig Behinderten und nicht Behinderten, wie sie in dem Buch „Unser Weg ...Zu einem subjektorientierten, kooperativen und integrativen Unterricht" der Pädagogen Dr. Michael Dahlke und Karl-Heine Rosenthal, Verlag Fallenstein, ISBN 3-8311-4036-7, beschrieben sind. Leider wurde dem Werk inhaltlich bisher keine Anerkennung zugestanden. Jede Neuerung braucht eben seine Zeit, auch wenn sie um der Sache Willen zu wichtig ist.

Das Buch behandelt zum Abschluß die Situation und Maßnahmen nach der Ausschulung, um unserem Sohn eine Zukunft zu ersparen, die ich hier einmal mit dem Begriff der gesellschaftlichen Abwertung bezeichnen möchte. Mit diesem Begriff rein subjektiver Prägung bezeichne ich die Auswirkung einer beruflichen Beschäftigung, deren Erlös nicht ausreicht, um sein Leben weitestgehend selbst zu finanzieren. Bestandteil dieser ‚gesellschaftlichen Abwertung' ist auch eine lebenslänglich beibehaltene Segregation.

Unsere Gesellschaft ist geprägt vom Kapitalismus, der hierzulande noch als soziale Marktwirtschaft bezeichnet wird. Menschen in Arbeit zu bringen, ohne ihnen die Garantie zu geben, daß sie mit dem Ergebnis ihrer Arbeit finanziell unabhängig bestehen können, halte ich nicht für sozial, und es entspricht nicht unserer Wirtschaft.

Warum diese Verfahrensweise aber gerade den (geistig) behinderten Mitmenschen zugemutet wird, kann meines Erachtens nur damit zusammenhängen, daß sie ihre Ausbeutung nicht bemerken und damit protestunfähig sind, sie in den regulären Produktionsstätten als Störfaktor empfunden werden und damit dort unerwünscht sind, und weil ihr Einsatz in den normalen Betrieben den Betrieben und dem Staat zu hohen finanziellen Einsatz abverlangt und mehr Personal bindet als genehm ist und damit zu teuer sind.

Dieses Buch ist kein Beleg von Frust oder Ähnlichem. Wir sind vor mehr als zehn Jahren angetreten, die Integration bzw. die Hereinnahme in die Gesellschaft unseres Sohnes mit dem Schulbesuch einzuleiten. Dies schon mit dem Kindergarten beginnen zu lassen, scheiterte kläglich am Unvermögen der Einrichtungen und Gemeinde. Wir waren uns von Anbeginn im Klaren darüber, nicht im Einklang mit der Mehrheit in Gesellschaft und Bürokratie zu handeln. So konnten Reibungspunkte nicht ausbleiben. Natürlich haben uns diese Reibungen beeinflußt, sie haben aber nicht zu unserem moralischen Niedergang geführt, aus dem heraus ein Beleidigt- und Frustriertsein sogar verständlich wäre. Sie haben uns zu neuen Erkenntnissen geführt und uns dadurch gestärkt. Wir haben nie einen Grund in dem Unverständnis der anderen Menschen gerade geistig behinderten Menschen gegenüber gesehen, uns in Demut und Ergebenheit zurückzuziehen. Es war für uns stets ein Anreiz, der uns Kraft gegeben hat, gegen die Uneinsichtigkeit anzugehen. Der Erfolg kann sich nur im vorwärts gerichteten aufrechten Gang einstellen, wenn auch viele sich daran stören und uns lieber rückwärts laufen sehen möchten.

Ich verstehe diese Buch als Aufruf an die Gesellschaft in ihrer Gesamtheit, was auch Regierungen, Behörden, Bildungseinrichtungen und Wirtschaft mit einschließt, den Mitmenschen, die durch biologische Einschränkungen zur Zeit noch an den Rand gedrängt werden, eine volle und uneingeschränkte gesellschaftliche Teilhabe entsprechend ihren Fähigkeiten zu ermöglichen.

Zitate habe ich zwischen französische Anführungszeichen (»*Zitat*«) gesetzt, kursiv gehalten und mit einer kleineren Schrift versehen. Fehler in den Zitaten habe ich bewußt übernommen, weil ich auf dem Standpunkt stehe, daß schriftliche Zitate nicht verändert werden sollten.

Hans-Peter Spanier   Schandelah, 2004

3. Till-Philipp's Zeichnungen

Wir verstehen die Zeichnungen unseres Sohnes nicht als Ergebnis künstlerischer Tätigkeit. Es sind Mitteilungen an seine Mitmenschen, vor allem an uns, über das, was ihn bewegt, was er erlebt und wie er es erlebt, was er denkt und wie er denkt.

Es sind gestaltete Eindrücke seiner Welt, in die er Einblick gewährt. Es ist zwar auch unsere Welt, sie stellt sich ihm aber anders dar als uns. Er hat sie sich aus unserer Welt nach seinen Vorstellungen umgestaltet. Seine Welt ist uns allmählich vertraut, sie folgt einer anderen Logik. Das macht sich in seinen Vorstellungen bemerkbar, etwas realisiert zu bekommen, was einfach nicht möglich ist. Dabei mag seine soziale Isoliertheit und der damit zu erklärende fehlende Austausch mit anderen seines Alters einen Anteil haben. Sie ist insofern erzwungen durch unseren elterlichen Anspruch seiner gesellschaftlichen Zugehörigkeit, als die Gesellschaft diese Zugehörigkeit nicht im erforderlichen Maße und Umfang als notwendig und wünschenswert ansieht und dementsprechend handelt.

Unser Weg, der sich dadurch definiert, Till-Philipp nicht aus der Gesellschaft drängen zu lassen, ist deswegen aber nicht falsch. Er ist für viele ungewohnt, weil er bisher zu selten beschritten wurde. Till-Philipp kennt keine Langeweile, er ist stets mit etwas beschäftigt, selbst wenn er vor dem Fernsehgerät sitzt und sich beispielsweise Aufzeichnungen mit der Augsburger Puppenkiste anschaut, zeichnet er nebenher oder schreibt für ihn wichtige Notizen auf.

Er hat dabei ein Repertoire sich ständig wiederholender Motive entwickelt, d.h. sie haben sich herausgebildet. Das sind sein Kater, der stets traurig ist und in fast jeder Abbildung dicke Tränen weint, es sind Gesichter, ein Friedhof mit seiner oder meiner Grablege oder er malt bzw. zeichnet sich selbst als „Bandbeißer". Dieser Spitzname stammt aus seiner Kleinkindzeit, als er auf dem Arm seiner Mutter das Band, was zum Kleid gehörte, durchkaute. Aber auch Pläne für ‚Häuser mit WC's' malte er sehr oft, Lkw's und noch andere Dinge, die er für wichtig hielt, im Bild festzuhalten.

Weitgehend abgeschlossen waren das Motiv des ‚Schlupp', einer Figur aus der Augsburger Puppenkiste, seine Serie mit Köchen und die der Skelette. Seine Vorzugsfarbe ist dabei Schwarz, aber auch farbige Bilder hat er gemalt bzw. gezeichnet.

Seine Zeichnungen benannte er nach Befragen eindeutig. Er hatte feste Vorstellungen der Dinge, die er auf das Papier zeichnete. Sogar nach Tagen konnte er noch angeben, was er gezeichnet hatte.

Wenn wir auch für unseren Sohn eine schulische Integration erreicht haben, so bleibt ständig zu hinterfragen, ob es wirklich eine Integration war oder nur ein Etikett, hinter dem sich eine Trennung verbirgt, die durch mancherlei erahnbar ist. In Till-Philipp's Welt gibt es zur Zeit noch keine Unterscheidung in sozialen Belangen, sie wird für ihn aber in absehbarer Zeit erfahrbar werden.

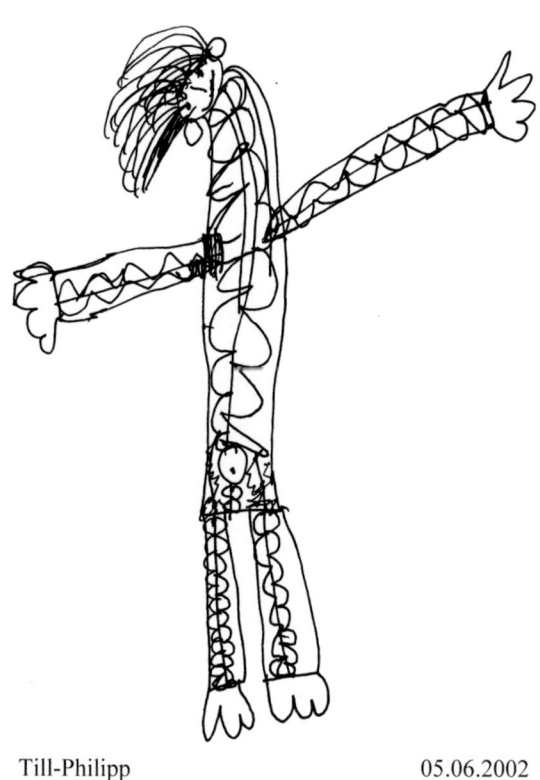

Till-Philipp　　　　　　　　　　05.06.2002

4. Schulbeginn

Nach dem Niedersächsischen Schulgesetz ist Schule ein Ort der Bildung und Erziehung:

»§ 3
Freiheit des Bekenntnisses und der Weltanschauung
(1) Die öffentlichen Schulen sind grundsätzlich Schulen für Schülerinnen und Schüler aller Bekenntnisse und Weltanschauungen.
(2) In den öffentlichen Schulen werden die Schülerinnen und Schüler ohne Unterschied des Bekenntnisses und der Weltanschauung gemeinsam erzogen und unterrichtet. In Erziehung und Unterricht ist die Freiheit zum Bekennen religiöser und weltanschaulicher Überzeugungen zu achten und auf die Empfindungen Andersdenkender Rücksicht zu nehmen.
(3) Die abweichenden Vorschriften des Zehnten Teils bleiben unberührt.«

In § 14: Förderschulen steht in Absatz 4:

»*4) Die Förderschule ist zugleich Sonderpädagogisches Förderzentrum für Unterricht und Erziehung von Schülerinnen und Schülern mit sonderpädagogischem Förderbedarf, die andere Schulen besuchen. Das Sonderpädagogische Förderzentrum unterstützt die schulische Integration von Schülerinnen und Schülern mit Förderbedarf.*«

In § 32 ist die Eigenverantwortlichkeit der Schule auch in der Erziehung festgelegt.

»§ 32
Stellung der Schule
Die Schulen sind im Rahmen der staatlichen Verantwortung und der Rechts- und Verwaltungsvorschriften eigenverantwortlich in Planung, Durchführung und Auswertung des Unterrichts, in der Erziehung, in ihrer Organisation und Verwaltung. Die Rechte des Schulträgers bleiben unberührt.«

In § 54 wird das Recht auf Bildung definiert.

»§ 54
Recht auf Bildung
(7) Jeder junge Mensch hat das Recht auf eine seinen Fähigkeiten und Neigungen entsprechende Bildung und Erziehung und wird aufgefordert, sich nach seinen Möglichkeiten zu bilden.«

Der § 55 sagt etwas über das Verhältnis von Schule und Erziehungsberechtigten aus:

»§ 55
Erziehungsberechtigte
(2) Die Schule führt den Dialog mit den Erziehungsberechtigten sowohl bezüglich der schulischen Entwicklung als auch des Leistungsstandes des Kindes, um entwicklungsspezifische Problemstellungen frühzeitig zu erkennen und gemeinsam mit den Erziehungsberechtigten zu bewältigen.
(3) Die Schule hat die Erziehungsberechtigten über die Bewertung von erbrachten Leistungen und andere wesentliche, deren Kinder betreffende Vorgänge in geeigneter Weise zu unterrichten.«

Der Paragraph 96 beinhaltet auch eine Informationspflicht der Lehrkräfte

»§ 96
Mitwirkung der Erziehungsberechtigten in der Schule
(4) Die Lehrkräfte haben Inhalt, Planung und Gestaltung des Unterrichts mit den Klassenelternschaften zu erörtern. Dies gilt vor allem für Unterrichtsfächer, durch die das Erziehungsrecht der Eltern in besonderer Weise berührt wird. Die Erziehungsberechtigten sind insbesondere über Ziel, Inhalt und Gestaltung der Sexualerziehung rechtzeitig zu unterrichten, damit die Erziehung im Elternhaus und die Erziehung in der Schule sich soweit wie möglich ergänzen. Die Sexualerziehung in der Schule soll vom Unterricht in mehreren Fächern ausgehen.
(5)Sie soll die Schülerinnen und Schüler mit den Fragen der Sexualität altersgemäß vertraut machen, ihr Verständnis für Partnerschaft, insbesondere in Ehe und Familie, entwickeln und ihr Verantwortungsbewußtsein stärken. Dabei sind ihr Persönlichkeitsrecht und das Erziehungsrecht der Eltern zu achten. Zurückhaltung, Offenheit und Toleranz gegenüber verschiedenen Wertvorstellungen in diesem Bereich sind geboten.«

Das Erziehungsrecht der Eltern ist im Rahmen der gesetzlichen Vorgabe kein Erziehungsmonopol. Allerdings ist nicht eindeutig geklärt, wer für welche Erziehungsmaßnahmen zuständig ist. Dies war zumindest in einem Punkt für uns wichtig. Ich komme später darauf noch zurück.

Die Unterstützung durch das Sonderpädagogischen Förderzentrum ist in der Abordnung der Sonderschullehrkräfte und der Sozialpädagogin zu sehen. Ob darüber hinaus noch Unterstützung gewährt wurde, ist mir nicht bekannt.

Die gesamten sechs Jahre waren hauptsächlich von einer Harmonie geprägt, die wir uns schon während des Grundschulbesuches gewünscht hatten. Die Lehrerinnen und Lehrer, die sich in der IGS Tutoren nennen, aber auch die an die Schule abgeordnete Sozialpädagogin, hatten in uns -mit wenigen Ausnahmen- die Eltern des Schülers Till-Philipp gesehen. Im Folgenden habe ich alles zusammengetragen, was nach unserer Meinung vom normalen Schulalltag abgewichen war. Mag sein, daß dadurch der Eindruck entsteht, die Schulzeit an der IGS sei eine sehr schwere Zeit für Till-Philipp und für uns gewesen. Dem war aber nicht so, schon deshalb nicht, weil sich alles innerhalb von sechs Jahren abspielte.

Das war in der Grundschule anders. Die Klassenelternschaft der Grundschule Schandelah hatte uns deutlich zu verstehen gegeben, daß wir (mit so einem Kind?) nicht zu ihnen gehören (können). Die damalige Sonderschulpädagogin als Initiatorin dieses Elternverhaltens konnte zufrieden sein. Rechtens war ihr Verhalten nicht, dennoch blieb es bis heute für sie ohne erkennbare Folgen.

Wenn auch die Schulleiterin nach besten Kräften gegen diese Sichtweise vorging, so konnte sie nach unserer Meinung nicht verhindern, daß die die Klasse führende Grundschullehrerin sich der Sichtweise der Sonderschulpädagogin anschloß. Somit wurde das Schulgeschehen auch von ihr maßgeblich geprägt und mitbestimmt.

Wir sind somit als Eltern durch gezielte Stigmatisierung in der Weise geprägt worden, daß uns bewußt werden sollte, Eltern eines geistig behinderten Kindes zu sein, das nicht auf eine Regelschule gehörte. Unser erfolgreicher Einsatz mit dem Ziel einer Integrationsklasse wurde somit konterkariert. Unsere Vorstellung, Eltern eines Schülers zu sein, wurde auf diese Weise nachhaltig negativ beeinflußt.

Der daraus sich entwickelnde Konflikt konnte nicht in unserem Sinne gelöst werden, weil sowohl die Bezirksregierung Braunschweig als auch das Kultusministerium und das Landesparlament sich schützend vor die Sonderschulpädagogin stellten.

Im Ernstfall müssen also Eltern im Rahmen der Schulpflicht sich Beleidigungen und Diffamierungen von Seiten der Lehrkräfte bieten lassen, ohne die Chance einer Richtigstellung zu erhalten. Eine Genugtuung in solchen Fällen zu erhalten ist demnach völlig illusorisch. Die Fürsorgepflicht der Dienstherren sorgt dafür, daß Lehrkräfte nicht zur Verantwortung gezogen werden, wenn sie sich gegenüber Eltern in übler Nachrede üben oder diese gar beleidigen. Es liegt dann in der Entscheidung der Eltern, privatrechtlich vorzugehen, allerdings mit absolut offenem Ausgang. Wir haben diesen Weg nicht beschritten, weil die betreffende Lehrkraft uns nicht das Geld wert war, das es uns gekostet hätte. Ausführlich habe ich das in meinem Buch "Gegen den Strom oder Ein Gesetz wird ernst genommen", Verlag Fallenstein, ISBN 3-8311-0647-9, beschrieben.

Mit dieser Erfahrung haben wir den Schritt in die IGS gewagt, allerdings mit dem von uns auch eingehaltenen Vorsatz, unsere Erfahrungen in der Grundschule nicht auf die IGS zu übertragen und den Schulbesuch auf der IGS völlig unabhängig von unseren bisherigen Erfahrungen neu zu bewerten.

Die „Solidarität" innerhalb der Elternschaft, falls es sie, die Solidarität, überhaupt gab, war nur teilweise spürbar, in einem Fall gipfelte sie in einer Beleidigung vermittels eines Fingers. Ich werde später darauf zurückkommen.

Mit der Einschulung in die Grundschule ist mir durch den Vortrag der Schulleiterin umgehend klar geworden, daß die Einschulung nicht nur der Beginn eines neuen Lebensabschnittes des Kindes ist. Einher geht damit auch eine schrittweise Beschneidung der elterlichen Rechte an ihrem Kind. Das wird schon daraus deutlich, wenn man sich bewußt macht, daß die Schule nicht nur einen Bildungsauftrag, sondern auch einen Erziehungsauftrag hat.

Die elterlichen Erziehungsrechte werden teilweise schon mit Eintritt in den Kindergarten an das dortige Personal delegiert. Mit Greifen der Schulpflicht setzt aber eine Erziehung ein, deren Ziele nicht von den Eltern vorgegeben wurden, sondern auf staatlicher Länderebene definiert worden sind.

Eine Kontrolle für die Ergebnisse des Bildungsauftrages waren die Zensuren in den Zeugnissen, die in der IGS nicht durch Ziffernbenotung vergeben wurden, sondern verbal durch Leistungs-

und Verhaltensbeschreibungen, sogenannte Lernentwicklungsberichte (LEB). Damit ist auch teilweise das Ergebnis des Erziehungsauftrages faßbar.

Das kann zu Fehlurteilen führen: Viele Kinder mit einer Trisomie 21 wie unser Sohn haben bis über das zehnte Lebensjahr hinaus die Schwierigkeit, ihre Kräfte so zu dosieren, daß sie gut gemeinte Aktionen nicht als Schmerzursache empfinden. Zudem sind diese Kinder sehr persönlich, z.B. bei Begrüßungen geht es kaum ohne eine Umarmung. Wenn dabei zu stark gedrückt wird auf Grund der Schwierigkeit, die Kräfte angemessen zu dosieren, kann das Umarmen schon schmerzhaft sein und als Würgen empfunden werden.

Im Verbalzeugnis steht dann aber nicht, daß Till-Philipps Umarmungen beim Begrüßen seiner Mitschüler, bedingt durch seine unkontrollierten Kräfte, dies die Mitschüler an ein Würgen erinnerten, sondern es steht plakativ aufgeschrieben, daß Till-Philipp (seine Mitschüler) würgte.

Das wirft generell ein ungünstiges Licht nicht nur auf Till-Philipp, sondern auf Kinder mit einer Trisomie 21. Es unterstellt ihnen böswillige Absichten in ihrem Handeln, was undenkbar ist bei ihrer angeborenen Gutmütigkeit.

Auch im Falle einer Integration sind die persönlichen Eigenheiten zu berücksichtigen. Integration heißt nicht, das zu integrierende Kind in allen Belangen oder zumindest in seinem Verhalten mit den anderen gleich zu stellen, sondern dafür zu sorgen, daß es trotz bzw. wegen seiner Andersartigkeit im Klassenverband und damit im gesellschaftlichen Umfeld bleibt wie seine nichtbehinderten Mitschüler. Beidseitiges Akzeptieren auch im späteren Leben und damit die Vermeidung einer Ghettobildung war das vorrangige Ziel eine Integration in der Schule.

Das Verhalten der Schüler in der Klassengemeinschaft verriet, daß im Unterricht entweder gar nicht über Integration gesprochen wurde, oder ein Teil der Mitschüler sich diesem Teil des Erziehungsauftrages, d.h. der erklärenden Worte des Lehrkörpers, so sie denn gesagt wurden, entzogen hatten. Kenntlich wurde dies vor allem in einem uns bekannt gewordenen Fall.

Till-Philipp malte und schrieb gerne, wobei sein Geschriebenes für ungeübte Leser nicht immer einfach zu entziffern war. Seine bemalten bzw. beschriebenen Blätter zeigte er mitunter voller Stolz auch seinen Mitschülern. Eine seiner Mitschülerinnen wies ihn schroff mit den Worten ab, »*geh weg mit deinem Scheiß'*«. Es war die Tochter jener Mutter, die zu mir gewandt mir ihren gestreckten Mittelfinger (sogenannten Stinkefinger) zeigte, als ich sie bei einer Geschwindigkeitsbeschränkung mit erhöhter Geschwindigkeit überholen wollte. An der nächsten Ampel entstieg sie ihrem Fahrzeug und wies mich sehr lautstark zurecht. Als Fazit mußte ich erkennen, daß diese Frau, mit der wir uns bei Unterrichtsschluß immer gut unterhalten hatten, wenn wir auf unsere Kinder warteten, es nicht akzeptieren konnte, wenn sie von dem Vater eines geistig behinderten Kindes und Mitschüler ihrer Tochter überholt wird. Sie spürte da einen für sie nicht beherrschbaren Zwang, sich als Ordnungshüter zu gebärden, ohne das Verhalten eines Ordnungshüters einzuhalten.[1]

Der gesamte Jahrgang umfaßte vier Klassen, die Akzeptanz von Till-Philipp war in allen Klassen gleich, wenn wir auch zu beobachten meinten, daß sie in den anderen drei Klassen etwas besser war. Das mag sich so ergeben haben, weil teilweise ein klassenübergreifender Unterricht vollzogen wurde.

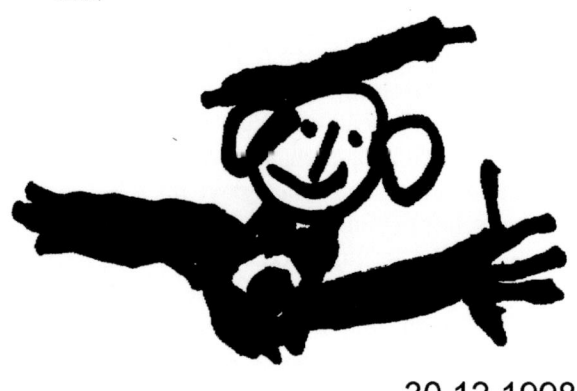

30.12.1998

---

[1] Man mag mir hier eine ungerechte Denkweise vorwerfen. Da jedoch die freundliche Umgangsweise dieser Mutter beim Warten auf unsere Kinder im totalen Gegensatz stand zu ihrem Verhalten im Straßenverkehr, halte ich meine Begründung für zumindest denkbar.

5. Das erste Jahr in der IGS

Das Schulgeschehen verlief nach unserer Meinung durchaus normal. Auf dem ersten Elternabend ist kurz thematisiert worden, daß diese Klasse eine sogenannte Integrationsklasse ist mit mehreren auch geistig behinderten Schülern[2]. Im Integrationskonzept stand, daß ein gemeinsamer Unterricht so oft wie möglich stattfinden werde und so oft wie nötig vor allem die geistig behinderten Schüler separat unterrichtet werden.

Am Ende des Schuljahres stellte sich jedoch heraus, daß gerade über diesen Punkt Uneinigkeit bestanden haben muß zwischen den Tutoren und den Sonderschulpädagogen. Diese Uneinigkeit war zwischen diesen beiden Lehrpersonalgruppen so unüberbrückbar, daß mit Beginn des neuen Schuljahres die beiden Tutoren abgelöst wurden.

Über diese Angelegenheit wurde natürlich nicht offen gesprochen. Der Schulleiter kam in einen eigens dafür einberufenen Elternabend, um den Sachverhalt prinzipiell zu erklären, ohne darauf einzugehen, wer vom Lehrpersonal welche Meinung vertrat.

Mit Beginn des neuen Schuljahres war dieser Zwischenfall aber bald vergessen und der Unterricht nahm seinen normalen Fortgang.

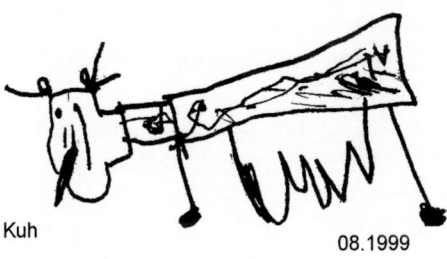

Kuh 08.1999

---

[2] Der besseren Lesbarkeit wegen verzichte ich in diesem Buch darauf, das weibliche Geschlecht extra zu erwähnen. Natürlich gab es in dieser Klasse auch behinderte Schülerinnen, genauso wie es Tutorinnen gab. Mein Verzicht als Frauenfeindlichkeit zu interpretieren ist völlig falsch, er dient lediglich der besseren Lesbarkeit.

6. Das pädagogische Gespräch

Till-Philipp hatte sich im September 2001 eine Erkältung zugezogen, in deren Verlauf sich ein Husten entwickelt hatte, der bis in den Mai 2002 anhielt. Im Verlauf dieses lang anhaltenden Hustenreizes konnte es vorkommen, daß er sich in der Schule beim Verzehr seines Frühstückbrötchens verschluckte. Seine reflexartige Reaktion war wie bei jedem Menschen, der sich verschluckt: Er versuchte, den Speiseteil aus seiner Luftröhre wieder heraus zu bekommen, was zugestandener Maßen bei einem Kind mit Trisomie 21 etwas dramatischer aussehen kann.

Die behinderungsbedingte außergewöhnlich lange Zunge von Till-Philipp machte ihm nach meiner Beobachtung aber auch zu schaffen. Seine Speichelproduktion war dadurch sicher erhöht. Da er den überschüssigen Speichel nicht ausspucken mochte, schluckte er ihn, was dann zu überlangen Schluckreizen führen konnte, in deren Verlauf er sich hin und wieder auch mal verschluckte.

Wenn eins von beiden in der Schule passierte, rief uns in der Regel der Sonderschulpädagoge oder die Sozialpädagogin an und meldete, Till-Philipp würge und breche sein Essen aus, er müsse sofort abgeholt werden. Wir konnten uns die dabei zelebrierte Dramatik nur damit erklären, daß die Lehrkräfte von der Verantwortung so schnell es ging entledigt werden wollten. Möglicherweise war ihnen die Verantwortung zu groß und sie wollten vermeiden, einen Krankenwagen kommen zu lassen, was aber völlig unangemessen gewesen wäre.

Auch ich holte ihn hin und wieder in solchen Fällen ab, mußte dabei aber, wie auch meine Frau, feststellen, daß es ihm gut ging, sobald wir das Schulgebäude verließen. Bei einigen solcher Gelegenheiten befand er sich noch in dem kleinen Gruppenraum, er lag auf einem Stuhl, sein Kopf ruhte auf dem Schoß des anderen geistig behinderten Mädchens. Beide schluchzten mehr oder weniger. Als Till-Philipp mich sah, stand er auf und kam zu mir, der Einfluß des Bemitleidens war fast schon verschwunden, spätestens auf der Treppe zum Erdgeschoß hatte er sein normales Verhalten wieder.

Offensichtlich ist in solchen Fällen von der entsprechenden Lehrkraft nie der Versuch unternommen worden, ihn zur Seite zu nehmen, um ihn dem Einfluß der bemitleidenden Mitschülerin zu entziehen. Ich bin sicher, Till-Philipp hätte sich bei aufmunternder verbaler Begleitung sehr rasch wieder erholt. Wer berufsmäßig mit geistig behinderten Kindern Umgang hat, sollte wissen, wie solche kleinen Störfälle zu beherrschen sind.

Bei den anderen wenigen Gelegenheiten hatte er in der Regel Bauchschmerzen mit entsprechendem Durchfall. Da holten wir ihn direkt aus der Toilette ab oder auf dem Flur im Erdgeschoß. Diesen kolikartigen Befall hatte er auch in häuslicher Umgebung, ohne daß wir sagen konnten, woran das lag oder was der Auslöser dafür war. Mal hatten wir den Eindruck, als hänge dies von der Umgebungstemperatur bzw. den Wetterverhältnissen und seinen Bewegungsabläufen ab. Anstrengung bei Hitze könnte eine Ursache gewesen sein. Aber auch zuviel heißes Fett in der Nahrung am Abend zuvor hatten wir im Verdacht. Leider bestätigte sich keine unserer Vermutungen, auch nicht in der Kombination möglicher Ursachen. Auch unser Kinderarzt vermochte die Ursache dafür weder einzugrenzen noch zu bestimmen.

Wenn ich ihn aus dem Gruppenraum abholte, ließ der Sonderschulpädagoge in seinen Bemerkungen mir gegenüber erkennen, daß Till-Philipp möglicherweise nicht gerne zur Schule käme und mit diesem seinem Verhalten eine Ablehnung artikulierte. Ich verwies dann stets darauf, daß er mitunter sogar am Wochenende in die Schule wollte und auch in den Ferien, wenngleich seine diesbezüglichen Anwandlungen abgenommen hatten. Eine Ablehnung oder Abneigung gegen die Schule sei mit Sicherheit nicht gegeben und damit absolut auszuschließen.

Was nicht ausgeschlossen werden konnte, war die Möglichkeit, daß zwischen dem Sonderschulpädagogen oder einer anderen Lehrkraft und Till-Philipp keine so ausgeprägte Harmonie vorhanden war, wie sie erforderlich gewesen wäre. Die Selbstsicherheit des Sonderschulpädagogen signalisierte uns, keine, auch gut gemeinte Kritik, ihm gegenüber zu artikulieren. Die Gefahr war einfach zu groß, daß dadurch die gute Atmosphäre zerstört werden konnte. Das wollten wir nicht riskieren.

Vor dem Elternsprechtag im März 2002, d.h. 8. Klasse, traten die Lehrer an uns mit der Absicht heran, ein Gespräch mit uns über Till-Philipp führen zu wollen bzw. zu müssen. Solche Gespräche gab es mit den Sonderschulpädagogen und der Sozialpädagogin schon öfter und im kleineren Rahmen. Diesmal wurde uns mit der Absicht der Lehrkräfte auch eine Bedeutung übermittelt, die wir uns nicht erklären konnten. Mehrere gezielte Nachfragen, auch am Elternsprechtag, wurden verharmlosend beantwortet. Es fiel noch nicht einmal der Begriff ‚pädagogisches Gespräch', als das es später bezeichnet wurde. Das Gespräch sollte an einem Montagnachmittag eine viertel Stunde nach dem Ende des Unterrichts stattfinden. Wir hatten keine Gelegenheit, Till-Philipp von Bekannten für die Dauer des Gesprächs betreuen zu lassen. Er war also bei dem Gespräch anwesend und wurde für die Dauer des Gesprächs an der Tafel mit Kreide beschäftigt.

Den Elternsprechtag nutzten wir, um heraus zu bekommen, wie hoch der Anteil von Till-Philipp am gemeinsamen Unterricht war, d.h. wie oft er herausgenommen wird, um mit den anderen behinderten Kindern oder allein unterrichtet zu werden. Der Antwort war zu entnehmen, daß Till-Philipp etwa ein Drittel der Schulzeit im Klassenverband verbrachte. Ob in diesem Fall noch von einem Integrationsunterricht die Rede sein konnte, möchte ich jetzt nicht weiter erörtern bzw. bewerten. Ob es sonst noch irgendwelche Auffälligkeiten gab, wollten wir noch wissen. Dies wurde im Großen und Ganzen verneint; kein Wort von seinem Husten, kein Wort davon, daß er angeblich eine Abneigung gegen die Schule entwickelt habe. Es fiel aber auch kein Wort über eventuelle Defizite auf sein Verhalten in Bezug auf sein Lebens- bzw. Entwicklungsalter oder in Bezug auf lebenspraktische Dinge.

Am Tag des von den Lehrkräften gewünschten Gesprächs warteten wir mit Till-Philipp im zweiten Obergeschoß der Schule, das Gespräch sollte in einem dort befindlichen Raum stattfinden. In diesem Raum war schon Licht, doch die Lehrer gingen in dem davor befindlichen Raum mehr oder weniger ein und aus, in uns entstand der Eindruck einer seltsamen Geschäftigkeit. Gegen 16.00 Uhr kam der Direktor auf uns zu mit den Worten, »*nun wollen wir mal sehen, ob schon alle da sind.*« Er schloß den Raum auf und bat uns, hineinzugehen.

Alle Lehrkräfte saßen schon an den in U-Form zusammengestellten Tischen. Unser erster Eindruck war, daß wir vor ein Tribunal geladen waren, das über unseren Sohn und möglicherweise auch über uns befinden werde. Tatsächlich schien sich unser Eindruck zu bestätigen, als das Gespräch eröffnet und geführt wurde.

Die rückwärtige Tafel wurde Till-Philipp zur Benutzung zugewiesen. Die gegenüberliegende Tafel war mit einer ihre Gesamtfläche bedeckenden dicken Pappe besetzt, an die im Laufe des Gesprächs mehrere Zettel angeheftet wurden. Das Kollegium wollte über fünf Hauptpunkte mit uns reden. Es handelte sich um die Themen

- Till-Philipp's körperliches Wohlbefinden,
- Vergleich von Till-Philipp mit einem nichtbehinderten Kind im selben Entwicklungsalter,
- Till-Philipp's lebenspraktische Erfahrungen,
- seine schulische Zukunft und
- seine nachschulische Zukunft.

Über die letzte beiden Punkte wollten die Lehrer an einem Tag nach den Sommerferien mit uns diskutieren, weil es sonst zuviel für uns wäre, wenn wir alle Punkte am selben Tag behandelten. Entweder hielten sich die Lehrkräfte aus uns nicht ersichtlichen Gründen für nur mäßig belastbar, oder es war eine Schutzbehauptung in Anbetracht der Schwere ihrer Argumente, von der zunächst nur sie wußten. Daß dies die Punkte waren, die gerade die ungeklärte Sachlage nach seiner Schulzeit betraf, ahnten wir noch nicht einmal. Es wurde auch mit keiner Silbe auch nur andeutungsweise etwas darüber mitgeteilt.

Die Lehrkräfte hatten sich sehr gut vorbereitet. Im Gegensatz zu uns wußten sie, über was ihrer Ansicht nach zu reden war. Sie hatten auf dem Tisch verschieden große Zettel liegen. Auf diesen waren die fünf Hauptthemen notiert, auf den kleineren entsprechende Unterthemen und die ganz kleinen waren mit einem großen ‚S' für Schule und einem großen ‚E' für Eltern beschriftet.

Die Hauptthemen wurden vorgestellt und die entsprechenden großen Zettel nebeneinander an die Tafel gesteckt. Mit den Unterthemen wurde genauso verfahren, die kleineren Zettel wurden unter den zugehörigen Hauptpunkten befestigt. Die Unterthemen sollten den Ist- bzw. Sollstand von Till-Philipp an Beispielen verdeutlichen. Daraus wurden Aufgaben für Schule und Eltern abgeleitet, die mit den kleinen Zetteln festgemacht wurde. Entweder wurde vom Sonderschulpädagogen ein ‚S' für Schule angebracht, oder ich wurde aufgefordert, an den Unterthemen ein ‚E' anzuheften, von denen ich meinte, daß es eine elterliche Aufgaben sei, die wir zu übernehmen hatten. So ergab sich eine dreigliedrige Darstellung, die aus Sicht der Lehrkräfte die Problemlage unseres Sohnes an der Schule deutlich machte.

Die Lehrkräfte hatten sich nach ihrer Aussage mit dieser Problemlage intensiv auseinandergesetzt und wohl auch beraten, ohne zu einer schulischen Lösung gelangt zu sein.

Das war doch ein Ansatzpunkt, uns schon vorab über die von den Lehrkräften erkannten Problemlagen zu informieren. Eine Vorinformation hätte möglicherweise dem jetzigen Gespräch die Deutlichkeit entzogen, uns die „Defizite" so massiv vorzutragen.

Es wurde auf unsere Mitarbeit gesetzt, eine Lösung zu finden in schulischen und nichtschulischen Problemlagen, die als solche von den Lehrkräften erkannt wurden.

Das ganze schien tatsächlich in ein tribunales Lehrerverhalten auszuarten. Wir gewannen den Eindruck, als seien wir für die Defizite von Till-Philipp verantwortlich. Ich möchte den Lehrkräften nicht unterstellen, sie hätten dieses Gespräch bewußt als zumindest tribunalähnlich angelegt. Vermutlich fanden sie diese Art der Gliederung und Verfahrensweise geeignet, uns den von ihnen erkannten Iststand von Till-Philipp transparent zu machen. Eine vorausschauende Strategie hätte sie aber erkennen lassen können, wie wir das Gespräch empfinden könnten. Es konnte durchaus sein, daß dies auch für die Lehrkräfte das erste Gespräch dieser Art war und somit ein Erfahrungsdefizit bestand. Immerhin ging es hier um Problemsituationen in einem neuen pädagogischen Feld, das die Schule mit dieser Klasse betreten hatte.

Wir nahmen zwar jede Gelegenheit wahr, Till-Philipp zu fördern, sahen aber keine Veranlassung, die von der Natur vorgesehene und vorgegebene Entwicklung zu beschleunigen. Das wäre höchstwahrscheinlich zu Lasten seiner Ausgeglichenheit gegangen, hätte also Streß für ihn bedeutet und damit eine Verschlechterung seines Sprachvermögens, das seit der Grundschule anhielt. Warum sollten wir ihn unnötigem Streß aussetzen? Das soll aber nicht heißen, daß wir uns jeglicher Förderung zugunsten unseres Sohnes völlig verschlossen. Im Gegenteil, bereits zwei Jahre zuvor wurde meine Förderung seiner Leseleistung von den Lehrkräften nicht mehr gewünscht, angeblich las er im Unterricht seither sehr unwillig. Diese Unwilligkeit wurde im Zusammenhang mit meiner Leseförderung gesehen.

Wir wußten, daß Till-Philipp einen angeborenen Grauen Star hatte. Im September/Oktober des Jahres erfuhren wir, daß seine Augen wegen der fortschreitenden Trübung umgehend operiert werden mußten. Sein rechtes Auge hatte zu diesem Zeitpunkt eine Sehkraft von 8%, das linke Auge von 20%. Diese schlechte Sehkraft, die zu dem Zeitpunkt der Kritik an meiner Leseförderung noch nicht so gravierend schlecht war, war wahrscheinlich mehr der Grund für seine Leseunwilligkeit. Ich glaube schon, daß er mitbekommen hatte, wie sich sein Augenlicht verschlechterte. Warum er keinen Anlaß sah, uns dies mitzuteilen, weiß ich nicht. Er mußte es für normal, was ‚natürlich' heißen soll, gehalten haben.

Uns war im Verlauf des Gesprächs klar geworden, daß ein notwendiges und erforderliches Vertrauen in uns Eltern seitens der Lehrkräfte offensichtlich nicht vorhanden war. Ob gewollt oder nicht, uns wurde suggeriert, für Till-Philipp keine adäquaten Eltern zu sein.

6.1. Körperliches Wohlbefinden

Im körperlichen Wohlbefinden unseres Sohnes, das nach Ansicht der Lehrer seinen Willen zum Ausdruck brachte, ungern zur Schule zu kommen, nahmen die Lehrkräfte eine psychosomatisch bedingte Abneigung gegen die Schule an. Das würde bedeuten, daß die Handhabung unseres Sohnes durch die Lehrkräfte und/oder Schüler bei ihm zu seelischen Störungen führten, die sich als Schulablehnung artikulierten. Durch das sich Aufhalten im Schulgebäude und das Umgebensein von seinen Mitschülern konnte eine diesbezügliche Abneigung, wenn sie denn bestand, nicht eingetreten sein.

So war ein Hauptanliegen der versammelten Lehrerschaft ein psychotherapeutisches Gutachten, das wir über Till-Philipp anfertigen lassen sollten. Dazu würde uns in den nächsten Tagen die Sonderschulpädagogin zwei bis drei Adressen geben, an die wir uns wenden könnten bzw. sollten.

Ein solches Gutachten schien ihnen sehr wichtig zu sein, weil sie sich Till-Philipps Verhalten in der Schule nicht erklären konnten. Gemeint war damit sein ‚Herauswürgen von Speiseresten mit

Anzeichen, sich zu erbrechen', aber auch seine sporadisch auftretenden Kopfschmerzen. Auch dafür machten wir im Nachhinein die schlechte Sehkraft verantwortlich, die zu einer Überanstrengung des Gehirns führte. Kopfschmerzen als Ergebnis nachlassender Sehkraft habe ich selbst kennen gelernt, bevor ich eine Brille trug. Daß diese Kopfschmerzen aber auch von einer Funkantenne in unmittelbarer Nachbarschaft zur Schule herrühren könnten, wie es kurz darauf in der Lokalpresse zu lesen war, schien nicht in Frage zu kommen. Und das eventuell sein Verhalten nicht gegen die Schule, sondern gegen einzelne Personen gerichtet sein könnte, war offensichtlich für die Lehrerschaft undenkbar.

Die vermeintliche, von den Lehrkräften als solche erkannte, ‚psychosomatisch bedingte Abneigung' als vermutete Diagnose stellte einen bemerkenswerten Sachverhalt bei einer Integration eines geistig behinderten Schülers dar. Dieses Ungleichgewicht zwischen Körper und Seele konnte, wenn es denn bestand, nach unserer Meinung nur seine Ursache durch die Behandlung unseres Sohnes durch die Lehrkräfte entstanden sein. Vermutlich wollten die Lehrkräfte auf unsere Kosten bestätigt sehen, daß Till-Philipp auf der für ihn falschen Schule sei, um daraus dann Konsequenzen zu ziehen, die möglicherweise nicht in unserem Sinne wären. Eine solche Konsequenz wäre z.B. die Empfehlung, Till-Philipp auf einer Schule für geistig behinderte Kinder weiter beschulen zu lassen, weil er in der IGS nicht adäquat beschult werden könne, ohne bei ihm Schäden zu verursachen[3]. Das wäre zwar nach unserer Denkweise eine Art Bankrotterklärung der Lehrkräfte, aber Till-Philipp wäre dann nicht mehr auf der Schule und das vermeintliche Ziel damit erreicht.

Hier wurden Erinnerungen an die Grundschulzeit wach. Die damalige Sonderschulpädagogin scheute keine Mühe, deutlich zu machen, daß Till-Philipp auf die Sonderschule gehörte. Diese Er-

---

[3] Tatsächlich wurde zum Ende der 10. Klasse eine solche Empfehlung im Rahmen unseres Antrags auf Weiterbeschulung bis zur Erfüllung der Schulpflicht ausgesprochen. Für die Lehrer war wichtig, daß Till-Philipp Umgang mit gleichaltrigen Behinderten hat, dort seien die Therapieangebote und deren Durchführung besser, ohne zu benennen, welche Therapien sie für erforderlich hielten. Damit hatten die Lehrkräfte den integrativen Gedanken aufgegeben.

innerung lähmte unsere Zunge. Wir waren zunächst außerstande, verbal Beiträge beizusteuern bzw. uns und damit unseren Sohn zu verteidigen.

Till-Philipp hatte nicht die Möglichkeiten, Abneigungen gegen einzelne Personen, Lehrer oder Mitschüler, so unmißverständlich zu artikulieren, daß eindeutig erkennbar war, gegen wen (oder was) sich sein Verhalten richtete. Nach unseren Maßstäben war sein Verhalten begründet auf sein persönliches Unwohlsein, wie ich es zu Beginn des Kapitels angedeutet habe. Es konnte aber auch sein, daß er sich bewußt so verhielt, weil er erlebt bzw. gelernt hatte, daß ihm durch ein solches Verhalten mehr Trost zugesprochen wurde, als er vertrug. Bemitleidet zu werden würde er dann sehr wohl zu schätzen wissen, ohne daß es ihm zur Erholung oder Regeneration seines Zustandes diente. Allerdings wäre dies nur ein Erklärungsversuch, der zu sehr Theorie ist, als daß er wirklich in Frage käme. Anzunehmen, er wolle sich auf diese Weise vom Unterricht befreien lassen, hielten wir für völlig absurd, um aber aus ihm unangenehmen Situation zu kommen, war für uns schon denkbar.

Wir traten der Ansicht entgegen, er habe eine Abneigung gegen die Schule, beschrieben sein Verhalten wahrheitsgemäß, wenn er sogar hin und wieder am Wochenende oder in den Schulferien zur Schule wollte. Überzeugen konnten wir die Lehrer nicht. Unser Wort, immerhin ein Elternwort, ein Wort von denen, die Till-Philipp mit am besten kannten, war bei der Abwägung der Argumente seitens der Lehrer gewichtslos.

Als sich im letzten Schuljahr bei Till-Philipp eine Schuppenflechte zu entwickeln begann, war uns dies eine Bestätigung, daß er außerordentlichem Streß ausgesetzt gewesen sein mußte[4]. Und dies nicht nur im letzten Schuljahr, als die Schuppenflechte aus-

---

[4] Aus URL: http://www.m-ww.de/krankheiten/hautkrankheiten/psoriasis/index.html:
»*Neben der genetischen Veranlagung gibt es eine Reihe von Faktoren, die als Auslöser bzw. Risikofaktoren gelten und zu einem Ausbruch oder einer Verschlechterung der Erkrankung beitragen. Hierzu zählen Rauchen, Übergewicht, Alkoholkonsum, emotionaler Stress, Stoffwechselstörungen, bestimmte Medikamente.*«
Medikamente nimmt Till-Philipp nicht ein, er raucht nicht und konsumiert keinen Alkohol

brach, sondern dieser Streß mußte schon mit zunehmender Tendenz vorher bestanden bzw. eingesetzt haben.

Wenn Till-Philipp auch einer geistigen Behinderung unterliegt, so wußte er sehr wohl einzelne Situationen zu unterscheiden, und zwar solche, die ihm angenehm waren und solche, die er für sich gerne vermieden hätte. Streßsituationen, hervorgerufen z.B. durch Anweisungen, deren Sinn er nicht begreift oder wenn er etwas in einem für ihn zu engen Zeitrahmen zu erledigen hat, gehören gewiß dazu. Seine Behinderung läßt eine den gewohnten Regeln entsprechende Konsequenz in seinem Handeln nicht zu. Da bedarf es schon eines genaueren Betrachtens, um seine Reaktionen richtig einzuordnen. Dieses genaue Betrachten nun ausgebildeten Fachleuten zu überlassen, die überhaupt keinen Einblick in das Schul- und Unterrichtsgeschehen habe, wird keinem Schüler gerecht, auch nicht unserem Sohn. Solch ein psychotherapeutisches Gutachten hätte keine Aussagekraft außer möglicherweise der, daß daraus erkannt werden könnte, Till-Philipp sei überfordert. Das wäre aber eine Erkenntnis, die mehr über seine Lehrkräfte aussagt als über ihn.

Schule bedeutet für Lehrkräfte und Schüler Streß. Dagegen ist auch nichts einzuwenden. Ich möchte hier nicht den Lehrkräften unterstellen, sie hätten Till-Philipp bewußt Streßsituationen ausgesetzt. Er wird verschiedene Situationen als Streß empfunden haben, ohne das dies die Lehrkräfte bemerkt haben. Sein intellektuelles Leistungsvermögen ließ es nicht zu, dies klar zu benennen, außer ich werte seine Antwort »*Weiß nicht*« auf meine Fragen nach seinen Schulerlebnissen dahingehend.

Hier trat ein Erfahrungsdefizit hervor, das ich nicht symptomatisch für eine Integrationsbeschulung halte, sondern generell für den Schulbesuch. Die Lehrkräfte haben ihren vorgegebenen Lehrplan, den es zu erfüllen gilt, da kann auf einzelne Schüler kaum Rücksicht genommen werden. Zeigen sich dabei bei einigen Schülern Anzeichen von ‚Unverträglichkeit', wird umgehend konstatiert, sie seien auf der für sie nicht geeigneten Schule, woraus dann die Eltern die Konsequenz zu ziehen haben. Dabei spielt es keine Rolle, ob der Schüler integrativ beschult wird oder aus anderen Gründen überfordert ist.

6.2. Vergleich mit einem Kind im gleichen Entwicklungsalter

Bei dem Vergleich von Till-Philipp mit einem Kind im gleichen Entwicklungsalter stellten die Lehrer fest, daß er weder schwimmen konnte noch in der Lage war, ausreichend gut Fahrrad zu fahren. Im Übrigen sei er gar kein richtiger Junge, da er bisher weder auf einen Baum geklettert sei noch an einen solchen gepinkelt habe.

Ich will jetzt nicht behaupten, daß es Bestandteil des Erziehungsauftrags der Schule ist, die Knaben auf einen Baum klettern zu lassen oder an einen solchen pinkeln zu lassen. Mir scheint aber, hier liegt eine Kollision von Erziehungsinteressen vor. Wir haben es vermieden, unseren Sohn gefährlichen Situationen auszusetzen, wie es nun mal das Klettern auf einen Baum darstellt. Aus Gründen der Hygiene haben wir Till-Philipp so erzogen, daß er grundsätzlich im Sitzen Wasser läßt.

Die Bemerkung kann auch kein Humor geladener Beitrag gewesen sein, die Mimik des Tutors blieb so ernst wie zuvor und danach.

Die Lehrkräfte hatten vermieden, sein Entwicklungsalter zu nennen. Zur Ergänzung und um einer Anschaulichkeit willen wurden Unterpunkte an die Tafel geheftet:

- Fahrrad fahren
- Schwimmen
- Therapeutisches Reiten

Fahrrad zu fahren sei ihm zwar möglich, er bewege sich aber noch sehr unsicher mit einem solchen Gerät. Da seien noch Defizite aufzuarbeiten. Ähnlich verhalte es sich mit dem Schwimmen. Wir bekamen die dringliche Empfehlung, mit Till-Philipp einen Schwimmkurs zu besuchen. Von der Braunschweiger Schule für geistig Behinderte gebe es eine Schwimmgruppe, die doch auch für Till-Philipp zu nutzen sein müßte.

Als wir von dem Sonderschulpädagogen erfuhren, wer diesen Kurs leitet, blockten wir sofort ab. Es war jene Sonderschulpädagogin, die vertretungsweise in Till-Philipps Klasse war und von »*unseren Mongos*« sprach. Wir lehnten diese Sprachregelung aufs heftigste ab, was die Lehrer akzeptierten.

Der Zustand seiner Augen wird mit ausschlaggebend gewesen sein, daß er kaum Leistung im Radfahren und Schwimmen erbrachte. Es ist zudem für nicht Betroffene äußerst schwierig, sich eine Sehkraft von rechts 8% und links 20% bzw. eine sich kontinuierlich verschlechternde Sehkraft infolge eines ange-borenen grauen Stars vorzustellen. Till-Philipp konnte seine Umwelt wahrscheinlich gar nicht scharf konturiert wahrnehmen. Auch wir kamen zu keiner Vorstellung, wie ein Leben mit einer solch geringen Sehkraft zu bewältigen war.

Da Till-Philipp nach Ansicht aller besuchten Augenärzte nicht in der Lage war, räumlich zu sehen, war eine Erklärung gegeben, daß er beim Fahrradfahren infolge der höheren Geschwindigkeit als beim Gehen Hindernisse zu spät erkannte. Dadurch bremste er viel zu spät. Das blieb auch ihm nicht verborgen, so daß er die Lust am Fahrradfahren gänzlich verlor.

Schließlich wurde uns noch das therapeutische Reiten anempfohlen, da wollte sich aber der Sonderschulpädagoge schlau fragen, wo das möglich sein könnte. Unser Einwand, das therapeutische Reiten sei wohl etwas zu teuer, ließ der Schulleiter nicht gelten, denn seine Tochter, die Tennis spiele, ginge ebenfalls zum Reiten. Wir verkniffen uns die Bemerkung, daß dies ja auch eine Frage des Familieneinkommens sei, was in seiner Familie ungleich höher sein wird als bei uns.

Ich wurde aufgefordert, an die Punkte ein „E" für Eltern anzuheften, von denen ich meinte, daß wir das erledigen können.

6.3. Lebenspraktische Erfahrung

In dieser Rubrik wurde neben dem Orientierungssinn auch über das Benutzen des öffentlichen Personennahverkehrs gesprochen. Till-Philipp sei da zwar in der Lage zu sagen, wann ausgestiegen werden muß, wenn seine Gruppe zum therapeutischen Reiten fuhr und wieder zurückkam, doch sei das nicht ausreichend für sein Leben, denn ein Auto würde er wohl nie fahren können. Die Lehrkräfte müßten wissen, daß Till-Philipp nie in den Genuß der Geschäftsfähigkeit kommt und damit auch keinen Führerschein erwerben kann.

Es sei wünschenswert, das Benutzen öffentlicher Verkehrsmittel mit ihm zu trainieren, indem meine Frau ihn nicht mit dem Auto zur Schule führe, sondern für diesen Weg Bahn und Bus benutzt. Mit dem Wagen fuhr sie 15 Minuten zur Schule. Mit der Deutschen Bahn und dem innerstädtischen öffentlichen Personennahverkehr war eine Strecke nicht unter einer Stunde zu bewältigen. Im Klartext hieße dies, daß vier Stunden pro Tag aufzubringen wären, um Till-Philipp das Benutzen des öffentlichen Nahverkehrs nahe zu bringen. Daß sie dabei die jeweiligen Rückfahrten nicht als Schülertransport erstattet bekommt, sei hier nur am Rande erwähnt, es war für unsere Verfahrensweise nicht relevant. Diese Zeit würde meiner Frau für ihre häusliche Tätigkeit und für das Einkaufen fehlen. Nebenbei bezweifelten wir, ob er je in seinem fremdbestimmten Leben alleine solche Fahrten wird machen dürfen. Inzwischen waren wir zu der Erkenntnis gelangt, daß er sehr wohl nach Abschluß seiner sehr langen Kindheit in der Lage sein wird, öffentliche Verkehrsmittel zu benutzen.

Orientierungssinn hat auch etwas mit Gedächtnis zu tun. Wenn wir bei unserer jährlichen Urlaubsfahrt, die uns stets in denselben Ort führte, in diesem Ort ein anderes Quartier nahmen als im Vorjahr, äußerte Till-Philipp Protest, weil wir einen anderen Weg nahmen als im Vorjahr. Daraus schlossen wir, daß zumindest sein Gedächtnis funktionierte. Vielleicht war sein Orientierungssinn eingeschränkt, weil er Schwierigkeiten damit hatte, bedingt durch seinen Grauen Star, seine Umgebung visuell korrekt wahrzunehmen.

Zur Sprache kam auch, daß Till-Philipp im Sportunterricht sehr viel Zeit zum Aus- und Ankleiden benötigte. In einer früheren Unterredung kam von uns einmal zur Sprache, daß Till-Philipp in der Grundschule zum Sportunterricht keine Hemden, sondern Pullis tragen sollte und Schuhe mit Klettverschluß, weil dadurch die Aus- und Ankleidungsphase bedeutend reduziert werden konnte. Das löste leichte Verwunderung aus, denn es wurde erwidert, das müsse er doch auch lernen. Die Einlassung bei diesem Gespräch weckte in uns den Verdacht, daß dieses Lernziel aufgegeben wurde. Dieses Lernziel war übrigens im Förderkonzept festgeschrieben, was wir aber zu diesem Zeitpunkt noch nicht wußten.

6.4. Nach dem Gespräch

Das ‚Gespräch' hatte bis zu diesem Punkt etwa eineinhalb Stunden gedauert. Das anwesende Schulpersonal war der Meinung, dies sei für heute genug, denn sie wollten uns nicht über Gebühr belasten bzw. strapazieren. Die beiden restlichen Punkte würden unmittelbar nach den Sommerferien in einem weiteren Gespräch mit den heute Anwesenden abgehandelt werden. Wir hätten ja nun auch genug zu erledigen.

Das Gespräch war damit beendet. Das Schulpersonal verließ den Raum mit anderen Erwartungen als wir. Wir hatten zunächst gar keine Erwartungen, wir waren zunächst sprachlos. Erst allmählich lösten sich unsere Zungen. An einen der nächsten Tage sprachen wir die Lehrkräfte an. Die Sozialpädagogin war entsetzt, als wir ihr sagten, wir hätten uns wie vor einem Tribunal gefühlt. Wir hätten das Gefühl bekommen, man wollte mit diesem Gespräch Till-Philipps Überweisung auf die zuständige Sonderschule vorbereiten. Es tat ihr leid, erwiderte sie, wenn das so zu uns rüber gekommen war. Der von uns erahnten möglichen Absicht wurde nicht direkt widersprochen

Ähnlich reagierte auch der Englischtutor, der bei dem Gespräch federführend war. Das Gespräch sei nicht in der Absicht geführt worden, die wir nachträglich erkannt zu haben glaubten. Es sei geführt worden zum Wohle unseres Sohnes, sollte wahrscheinlich heißen, wegen seiner (behinderungsbedingten) Rückständigkeit, die wir aber nicht als solche erkannten, weil wir keine Vergleiche anstellten mit Kindern im selben Entwicklungsalter. Es dürfte auch schwierig sein, sein Entwicklungsalter zu bestimmen. Wie bei allen Kindern mit Trisomie 21 gab es bei Till-Philipp Teilbereiche, in denen er schon recht ‚fortgeschritten' war und Teilbereiche, in denen er noch viel nachzuholen hatte, wenn das überhaupt in dem von wem auch immer gewünschten Ausmaß möglich war.

Wir lassen unseren Sohn in einer Regelschule vermittels einer Integrationsklasse nicht beschulen, weil er so normal wie jeder andere auch werden sollte. Daß seine Behinderung ihn lebenslänglich begleiten wird, ist eine Tatsache, die wir von Anbeginn seines Lebens erkannt und akzeptiert hatten. Der Hauptgrund dieses integrativen Schulbesuchs war, eine gesellschaftliche Akzeptanz seiner Person zu erreichen. Daß darüber hinaus ein Unterricht für alle in der Klasse möglich war, zeigt das Buch von Rosenthal/Dahlke: „Unser Weg ...".⁵ Wir wissen, daß seine Behinderung weder wegtherapiert noch wegpädagogisiert werden kann. Sie kann lediglich für ihn und andere ‚erträglicher' gemacht werden durch Therapie und Pädagogik. Das setzt natürlich voraus, daß man an die richtigen Therapeuten und Pädagogen gerät. Letztere konnten wir uns nicht aussuchen, sondern sie wurden durch die Schulbehörde, hier die Bezirksregierung, vorgegeben.

Wie denn die Eltern der Mitschülerin mit Trisomie 21 auf das Gespräch reagiert hätten, wollte ich von der Sozialpädagogin wissen. Die waren doch gar nicht dabei und wußten nichts von dem Gespräch, war die Antwort. Nein, meinte ich, das wisse ich sehr wohl, es wird doch aber mit denen auch so ein Gespräch geführt worden sein. Ein solches Gespräch sei mit ihnen nicht geführt worden, und es gäbe auch keine Absicht für ein solches Gespräch, war die abschließende Information.

Warum wurde nur mit uns ein solches Gespräch gesucht und geführt? Waren wir nicht gut genug für unseren Sohn, waren wir nicht kompatibel im Hinblick auf seine Behinderung oder war es das Ergebnis einer Einflußnahme der damaligen Sonderschulpädagogin aus der Grundschule Schandelah? Herrschte in der Schule vielleicht die Ansicht vor, Till-Philipp's ‚Defizite' seien das Ergebnis unserer Erziehung? Wir fanden keine Erklärung, die uns überzeugte oder plausibel erschien.

Möglich war aber auch, daß das Gespräch aus der Sicht der Lehrkräfte zu führen war, weil die erkannten Defizite nicht nur auf seine Behinderung bezogen wurden. Till-Philipp ist als Einzelkind groß geworden, das zudem einen stark reduzierten Bekannten- bzw. Freundeskreis hatte. Das lag zum Teil mit an uns und unserer Absicht, ihn der Gesellschaft zu erhalten. Sicher hätten wir mehr Kontakte mit Gleichaltrigen haben sollen, die ebenfalls Träger einer Trisomie 21 waren. Die meisten Eltern dieser Kinder hatten sich organisatorisch gebunden. Dadurch war deren Zeit für gemeinsame Stunden begrenzt, und sie waren dadurch auch geprägt in dem Sinne, daß sie die von uns verfolgten Absichten nicht nachvollziehen konnten. Eltern nicht behinderter Kinder hatten nicht etwa Schwierigkeiten, mit uns in Kontakt zu

---

[5] Karl-Heinz Rosenthal und Michael Dahlke: „Unser Weg ...Zu einem subjektorientierten, kooperativen und integrativen Unterricht", Verlag Fallenstein, ISBN 3-8311-4036-7

bleiben, sondern deren Kinder verfolgten Ihre Pläne und Vorhaben, die verständlicherweise für Till-Philipp kaum Platz boten. Seine Entwicklung hatte das sicherlich beeinflußt.

Wir trugen das Begehren der Lehrerschaft auf ein psychologisches Gutachten dem Kinderarzt vor, der Till-Philipp medizinisch betreute. Er konnte für ein solches Gutachten keine Notwendigkeit erkennen. Man könne uns nur zu einem Gutachten zwingen, wenn es schriftlich begründet worden sei. Aber auch dann gäbe es noch die Möglichkeit, ein solches Gutachten nicht anfertigen zu lassen. Zudem würde die Krankenkasse ein solches Gutachten nicht bezahlen, es ginge dann zu unseren Lasten. Aber, so betonte er, Till-Philipps Verhalten erzwinge überhaupt kein Gutachten. Hinsichtlich des therapeutischen Reitens erfuhren wir vom Kinderarzt, daß die Krankenkasse diese Therapie finanziell nicht mehr trägt.

Einige Tage darauf überreichte uns die Sonderschulpädagogin einen Zettel mit drei möglichen Adressen, an die wir uns wenden können, um ein psychologisches Gutachten über Till-Philipp anfertigen zu lassen. Darunter war das ‚Zentrum für Entwicklungsdiagnostik und soziale Pädiatrie' in Wolfsburg. Wir folgten dem Rat unseres Kinderarztes und auch unserer inneren Stimme. Es gab auch aus unserer Sicht keine Erfordernis für ein solches Gutachten. Wenn wir die Notwendigkeit eines solchen Gutachtens erkannt hätten, würden wir uns an keine der drei genannten Adressen wenden. Ähnlich in Bezug auf die Notwendigkeit eines Gutachtens äußerte sich auch eine uns bekannte Psychotherapeutin.

Der Sonderschulpädagoge ließ uns einen Zettel überreichen, auf dem vermerkt war, daß die Gruppe Therapeutisches Reiten in der Lebenshilfe ausgebucht sei. Im Verein für Körperbehinderte gäbe es möglicherweise noch Platz in einer zweiten Voltigiergruppe. Wir sollten die angegebene Telefonnummer anwählen und alles weitere mit der genannten Person besprechen. Zwei Dinge sprachen nun gegen das Reiten in diesem Verein. Da war zunächst das Finanzielle, wir hatten überhaupt keine Preisvorstellung. Zum anderen waren wir schon einmal mit dem Verein für Körperbehinderte in Berührung gekommen. Als Till-Philipp noch Kleinkind war, verschrieb der damalige Kinderarzt Krankengymnastik nach Bobath. Er empfahl für diese Gymnastik den Verein für Körperbehinderte. Nach einigen Anwendungen bekamen wir von der Vorsitzenden die schriftliche Aufforderung, Mitglied in dem Verein zu werden. Wenn wir jetzt das therapeutische Reiten in dem Verein in Anspruch nehmen, würden wir wieder eine ultimativ werbende Aufforderung erhalten, dem Verein beizutreten.

Einige Tage nach dem Gespräch baten wir den Sonderschulpädagogen um die Aushändigung einer Kopie des Integrationskonzepts. Dieses Konzept mußte nach unserer Kenntnis vor Einrichtung der Integrationsklasse in der Bezirksregierung vorgelegt werden. Er wisse überhaupt nicht, ob ein solches schriftlich festgelegt wurde, da müsse er erst mit seiner Kollegin, der Sonderschulpädagogin reden. Eine Woche später, wir hatten noch keine Antwort des Sonderschulpädagogen, fragten wir den Englischlehrer, der bei dem Gespräch federführend war, nach dem Integrationskonzept. Natürlich liege das vor, und natürlich können wir eine Kopie bekommen, er müsse sie aber erst anfertigen. Einige Tage später überreichte uns der Sonderschulpädagoge einen Integrationsbericht und Förderplan für Till-Philipp Spanier, Stand April 2002.

Wir hatten uns klar und deutlich ausgedrückt, wir wollten das Integrationskonzept! Als meine Frau ihn wieder traf und ihn mit den Worten ansprach, er habe ihr nicht das Förderkonzept gegeben, denn sie wisse genau, wonach sie gefragt habe, erwiderte er, das hätte sie doch gleich sagen können. Einige Tage später hatte er das Konzept in Kopie, er wollte es uns aber in einem Gespräch mit uns überreichen, an dem auch die Sonderschulpädagogin teilnehmen sollte. Da kein Termin zustande kam, erhielten wir das Konzept ohne ‚sonderpädagogische' Erläuterungen.

Seine Antwort auf unsere erste Frage nach dem Förderkonzept und seine Antwort an meine Frau, das hätte sie doch gleich sagen können, verrät eindeutig den Stellenwert, den wir Eltern bei ihm hatten. Wir wurden nicht ernst genommen. Glaubte er mit seiner ersten Antwort, uns abspeisen zu können, in dem er andeutete, es bestünde möglicherweise gar kein Konzept, so wäre bei der zweiten Antwort, wenn nicht eine Entschuldigung, so doch begleitende Worte zu seinem Irrtum zu erwarten gewesen. Das Konzept wies ihn als Mitverfasser aus, was möglicherweise seine Absicht bzw. Verfahrensweise bestätigte, in uns nicht ernst zu nehmende

Eltern zu sehen, für die ein Anspruch auf Aushändigung des Förderkonzepts nicht gegeben sei.

Das Gespräch und vor allem seine, ich möchte mal sagen, unqualifizierten Antworten, erinnerten uns sehr stark an die Verhältnisse in der Grundschule nach Ablauf der ersten beiden Jahre. Hatten wir damals den Fehler gemacht, uns sehr zurückzuhalten, so wollten wir diesen Fehler nicht noch einmal begehen. Wir wollten uns auf das zweite Gespräch gründlich vorbereiten. Wir kannten nun zwar die Vorgehensweise der Lehrkräfte, nicht aber deren Motive. Im zweiten Gespräch wollten wir zunächst versuchen herauszufinden, welche Gründe ausschlaggebend waren, ausschließlich mit uns ein solches Gespräch führen zu müssen.

Die ‚Elternarbeit' des Sonderschulpädagogen ist deckungsgleich mit seiner Antwort nach den Gründen des Gesprächs im März. Seine banalisierende Antwort mußte den Zweck gehabt haben, uns über die von den Lehrkräften geplanten Themen im Ungewissen zu lassen. Anders wäre es auch nicht möglich gewesen, uns so zu überfahren, wie es in dem Gespräch erfolgt war.

Das ‚Pädagogische Konzept für die Arbeit in der Integrationsklasse im 5. Jahrgang der IGS Querum Schuljahr 1998/99' bestand aus vier Punkten:

o Rahmenbedingungen der Schule,
o Rahmenbedingungen der Klasse,
o Ziel der Integration,
o Förderkonzept für die Kinder mit sonderpädagogischem Förderbedarf, hier die drei Seiten, die Till-Philipp betrafen.

Ein Datum wies das Konzept nicht auf. In Punkt 3, Ziel der Integration, hieß es u.a.:

>*Erfolgversprechend für den Erwerb stärkerer Kenntnisse ist ein Unterricht, der unterschiedliche Niveaus zuläßt, da jeder Lernprozeß anders verläuft und der individuellen Beobachtung und Unterstützung bedarf. Integrationsklassen verstehen sich als pädagogische Einrichtungen, die allen Kindern das Recht auf Unterschiedlichkeit zugestehen. Dabei geht es um eine offene Auseinandersetzung mit der Unterschiedlichkeit der Lernenden und die Erfahrung, daß es unaufhebbare Unterschiede und zugleich ausreichend Berührungspunkte gibt.*«

In gewisser Weise stellte die derzeitige Situation, Ende 8. Klasse/Anfang 9. Klasse dazu einen Widerspruch dar. Die zitierte Formulierung im allgemeinen Teil des Förderkonzepts suggerierte die Teilnahme der behinderten Kinder am gemeinsamen Unterricht. Die Auskunft des Sonderschulpädagogen am Elternsprechtag bestätigte die im Konzept formulierte Zielsetzung zumindest nicht vollständig.

Die in dem pädagogischen Gespräch aufgedeckten Mängel bzw. Defizite lassen ein Abweichen von dieser Zielsetzung erkennen. Auf was bezog sich das »*Recht auf Unterschiedlichkeit?*« Entsprach die »*Unterschiedlichkeit der Lernenden und die Erfahrung, daß es unaufhebbare Unterschiede und zugleich ausreichend Berührungspunkte gibt*« nicht den Vorstellungen der Tutoren? Was waren denn die »*unaufhebbaren Unterschiede?*«

Wenn ich eine Trisomie 21 als eine durch biologische Gegebenheiten eingeschränkte Fähigkeit erkenne, in ausreichendem (normalen) Umfang Wissen aufzunehmen und diese Informationen zu verarbeiten, dann sind das für mich »*unaufhebbare Unterschiede.*« Diese eingeschränkte Fähigkeit ist unterschiedlich ausgeprägt, abhängig von der biologischen Beschaffenheit, aber auch abhängig von den Randbedingungen der Entwicklung des Trägers der Trisomie 21. Das Wissen eines Menschen, also seine gespeicherten, d.h. im Gedächtnis festgehaltenen Informationen, sind doch nur durch ihre Verwertung von Nutzen. Das heißt, je geringer die Einschränkung der Informationsverarbeitung ist, um so geringer sind die »*unaufhebbaren Unterschiede.*«

Solche »*unaufhebbaren Unterschiede*« wird es auch innerhalb einer Gruppe nichtbehinderter Menschen geben. Vermutlich hat das etwas mit Intelligenz zu tun. Im Förderkonzept wird dieser Begriff nicht eingesetzt, ich war aber der Meinung, mit dem oben zitierten Absatz ist er hinreichend umschrieben worden.

Im auf Till-Philipp bezogenen Teil des Förderkonzepts hieß es unter dem Titel ‚Bisherige Schullaufbahn':

»*Förderung in den Kulturtechniken entsprechend seinen Fähigkeiten.*«

In der Mitte der Grundschulzeit hatte die damalige Sonderschulpädagogin uns erklärt, sie werde die Förderung in den Kulturtechniken bei Till-Philipp reduzieren zugunsten seiner sozialen Entwicklung. Näheres hierzu ist meinem Buch „Gegen den Strom oder Ein Gesetz wird ernst genommen"[6] zu entnehmen. Seine diesbezüglichen Defizite werden in der IGS erkannt worden sein, nicht aber die Ursache. Möglicherweise sind seine Defizite mit die Ursache für das an ein Tribunal erinnernde Gespräch gewesen.

Zum ‚Stand seiner Entwicklung' wurde auf die Berichte der Grundschule vom 16.12.1997, 17.12.1997 und vom 18.02.1998 sowie auf das Gutachten der zuständigen Sonderschule vom 09.03.1998 verwiesen. Der Integrationsbericht vom 16.12.1997 ist von der Grundschullehrerin verfaßt worden, der vom 17.12.1997 von der damals in die Grundschule abgeordneten Sonderschulpädagogin. In einem Schreiben des Regierungspräsidenten der Bezirksregierung Braunschweig vom 11.03.1999 wurde uns mitgeteilt, daß der Bericht der Sonderschulpädagogin aus dem schulfachlichen Verfahren zwecks Weiterbeschulung in einer weiterführenden Schule wie der IGS Querum herausgenommen wurde. Auf der Basis ihres Berichtes vom 16.12.1997 hatte die Grundschullehrerin mit Unterstützung des schon damals nicht mehr amtierenden Schulamtsdirektors, der die Integration in der Grundschule ermöglicht hatte, einen ‚Bericht zum Antrag auf Feststellung eines sonderpädagogischen Förderbedarfs' erstellt.

Während der gesamten Umschulungsphase wurde uns von allen Verantwortlichen, die an dem Verfahren beteiligt waren, deutlich gemacht und versichert, daß lediglich das Gutachten der Sonderschule der weiterführenden Schule vorliegen wird, vor allem um das Förderkonzept zu erstellen.

Was hatte die Schulbehörde veranlaßt, den aus der Wertung genommenen, aber im Aktenbestand gelassenen Integrationsbericht der damaligen Sonderschulpädagogin an die Sonderschullehrkräfte und damit an die aufnehmende Schule weiterzugeben? Immerhin hatte dieser Bericht auch in der Schulbehörde für Entsetzen gesorgt, wie uns glaubhaft versichert wurde.

Ich will hier nicht darüber spekulieren, ob es eine Intrige seitens der Sonderschulpädagogin war, oder ob die Bezirksregierung der IGS Querum bewußt vorenthalten hat, daß dieser Bericht aus der Wertung genommen worden war. Laut Erlaß ‚Ergänzende Bestimmungen zu Verordnung zur Feststellung sonderpädagogi-

---

[6] Hans-Peter Spanier: „Gegen den Strom oder Ein Gesetz wird ernst genommen", Verlag Fallenstein, ISBN 3-8311-0647-9

schen Förderbedarfs' vom 06.11.1997 werden von der Schulbehörde die von der Förderkommission für die Beratung zusammengestellten Unterlagen an die künftig besuchte Schule abgegeben. In dieser Sammlung war besagter Integrationsbericht nicht enthalten.

Der damalige Schulamtsdirektor hatte immer wieder betont, als der Streit um den Integrationsbericht der Sonderschulpädagogin noch nicht ausgefochten war, daß lediglich das Gutachten der zuständigen Sonderschule an die aufnehmende Schule gegeben wird. Ob hier für die Schieflage der Handlungsweise der Bezirksregierung Braunschweig meine Aufsichtsbeschwerde gegen diese Behörde im Niedersächsischen Kultusministerium und dem Niedersächsischen Landtag ursächlich ausschlaggebend war, kann ich nicht beurteilen, festzuhalten bleibt hier nur, daß die Vorgehensweise der Bezirksregierung nicht dem Erlaß entsprach und von ihm deutlich abwich.

Der Abschnitt des Konzepts, in dem die Lernausgangslage beschrieben wird, endete mit der Bemerkung, daß die in den Berichten umfassend dargestellten Beschreibungen der Lernausgangslage, das Verhalten und der Stand in den Lehrgängen sich mit den bisherigen Beobachtungen decken. Uns ist nie zu Ohren gekommen, daß sich Till-Philipp in der IGS sich an fremdem Eigentum vergriffen hatte, wie es die Sonderschulpädagogin in ihrem Bericht formuliert hatte. Handelte es sich hier um eine undifferenzierte und damit unqualifizierte Aussage im Konzept, oder hatte Till-Philipp tatsächlich einen kleinen Eigentumsdelikt, wenn auch nicht vorsätzlich sondern im Verlauf seines Spieltriebs begangen, der uns nicht mitgeteilt wurde?

Es muß hier klargestellt werden, daß sich Till-Philipp nie bewußt fremdes Eigentum angeeignet hatte, und sei es auch nur ein Radiergummi. Wenn er etwas tat, was dies vermuten ließ, dann war es für ihn ein Ausleihen bzw. es basierte auf unserem Spiel ‚Mopsen', das wir mit ihm am Frühstückstisch mit Untertassen spielten, bevor er in die Grundschule eingeschult wurde. Daß Lehrkräfte dies im Zeugnis als Eigentumsdelikt festmachten, konnten wir nicht ahnen.

Solche Beobachtungen konnten nur in der IGS gemacht werden. Wenn dem so ist, dann ist das ‚Förderkonzept' nicht vor Schulbeginn erstellt worden, sondern nach einer nicht bestimmten

Zeit des Bestehens der Integrationsklasse in der IGS Querum. Das würde eine von der Bezirksregierung zumindest geduldete Regelwidrigkeit bei der Erstellung des Konzepts bedeuten und erklärt zudem das Fehlen eines Datums. Basis eines Konzeptes sollten aber keine eigenen Beobachtungen sein, sondern die von der Bezirksregierung übergebenen Unterlagen des betreffenden Kindes.

Möglicherweise hatten aber alle Beteiligten einen so großzügig erlaubten Handlungsrahmen, daß es durchaus im Bereich der Rechtmäßigkeit lag, das Förderkonzept im Verlauf des ersten Schuljahres zu erstellen, was insofern einen Sinn machte, weil das Konzept dann nicht für völlig unbekannte Schüler erstellt werden würde, sondern erst nach einer persönliche Kontaktaufnahme. Es ist recht schwierig, als Eltern den eindeutigen Verfahrensweg in Erfahrung zu bringen, um ihn für sich nachvollziehbar zu machen. Ich kann mir durchaus vorstellen, daß dies sogar erwünscht war.

In der Zielsetzung war unter dem Punkt ‚Soziale Beziehungen' der Satz vermerkt:

»*Weiterhin ist es zur Erreichung der Ziele im sozialen Bereich von Vorteil, so viel Unterricht wie möglich in der Gesamtklasse zu erteilen und nur dann, wenn es zu unzumutbaren gegenseitigen Störungen kommt, auf die Möglichkeit der äußeren Differenzierung zurückzugreifen.*«

Dem dagegen gehaltenen Iststand der 8. und 9. Klasse von weniger oder mindestens einem Drittel gemeinsamen Unterrichts ist zu entnehmen, daß das Erreichen des Zieles im sozialen Bereich an Bedeutung verloren hatte und/oder die gegenseitigen Störungen im Unterricht zugenommen hatten und damit anhaltend unzumutbar geworden waren. Das sprach einesteils gegen die Schüler in ihrer Gesamtheit in der Klasse, aber auch gegen die Fähigkeit des lehrenden Personals, diese Störungen zu beherrschen bzw. in den Griff zu bekommen. Ob das ein Zeichen des Autoritätsverfalls war, sei hier einmal dahingestellt.

Im Punkt ‚Selbstversorgung, Orientierung, Verkehr' wird erwähnt, daß Till-Philipp in Bezug auf das An- und Auskleiden Gelegenheiten zum Üben von Knöpfen und Binden einer Schleife im Sportunterricht erhält. Die Bemerkungen der Sonderschulpädagogin bei dem pädagogischen Gespräch ließen den Schluß zu, ihm die Gelegenheiten zum Üben nicht mehr zu geben.

In der Gesamtbetrachtung des Gesprächs und der Überlegungen zum Förderkonzept unter Einschluß uns vorliegender Informationen des erfolgten Unterrichts wurden Unstimmigkeiten erkennbar. Erklärungsversuche mußten Versuche bleiben, da es die Lehrkräfte an Aufrichtigkeit fehlen ließen. Ihnen war der Ruf, frei von Fehlern zu sein, wichtiger, als sich uns gegenüber um der Sache Willen kooperativ zu verhalten.

Als bestes Beispiel sei hier nochmals die von den Lehrkräften konstatierte psychosomatische Abneigung gegen die Schule genannt. Dieses von den Lehrkräften vermutete mangelnde Gleichgewicht zwischen Geist bzw. Seele und Körper hatten wir im Umgang mit unserem Sohn nicht festgestellt. Im Gegenteil, er ging ausgesprochen gern zu Schule. Da in keinem Lehrer-Eltern-Gespräch eine Lernverweigerung angesprochen wurde, mußten die Ursachen für das, was die Lehrkräfte meinen festgestellt zu haben, woanders liegen. Ob das zu häufige Herausnehmen aus dem gemeinsamen Unterricht bei Till-Philipp Reaktionen der Abwehr gegen diese Maßnahme war, erschien mir möglich. Als Schüler in einer Gruppe von drei Schülern und einem Lehrer in einem relativ kleinen Raum über mehrere Schulstunden hinweg zu sein bedeutete, stets unter intensiver Beobachtung zu stehen. Auch ein geistig behindertes Kind spürte dies. Wie es darauf reagierte, würde mit keinem Normverhalten erklärbar sein, wie das gesamte Verhalten von Kindern mit Trisomie 21 in der Regel nicht mit dem Normverhalten von Kindern seines Alters vergleichbar ist.

Der genutzte Gruppenraum für die temporäre Segregation zeichnete sich dadurch aus, daß er extrem klein war, in ihm zwei Tische zusammenstanden mit darum gruppierten Stühlen, die teilweise nur schwierig zu erreichen waren, da sich an der rechten Längswand Regale befanden. Der Separationsunterricht fand meist mit drei Schülern und der Sozialpädagogin und/oder einer Lehrkraft statt. Die Temperatur wird oftmals in Höhen gestiegen sein, die durch ein Öffnen des Fensters nicht wesentlich hatte reduziert werden können. In solchen Situationen mag es vorgekommen sein, daß sich Till-Philipp oder auch andere seiner Mitschülerinnen[7] nicht wohl fühlten und dies mit körperlichen Reaktionen zeigten. Ob diese als solche erkannt wurden, kann ich nicht beurteilen.

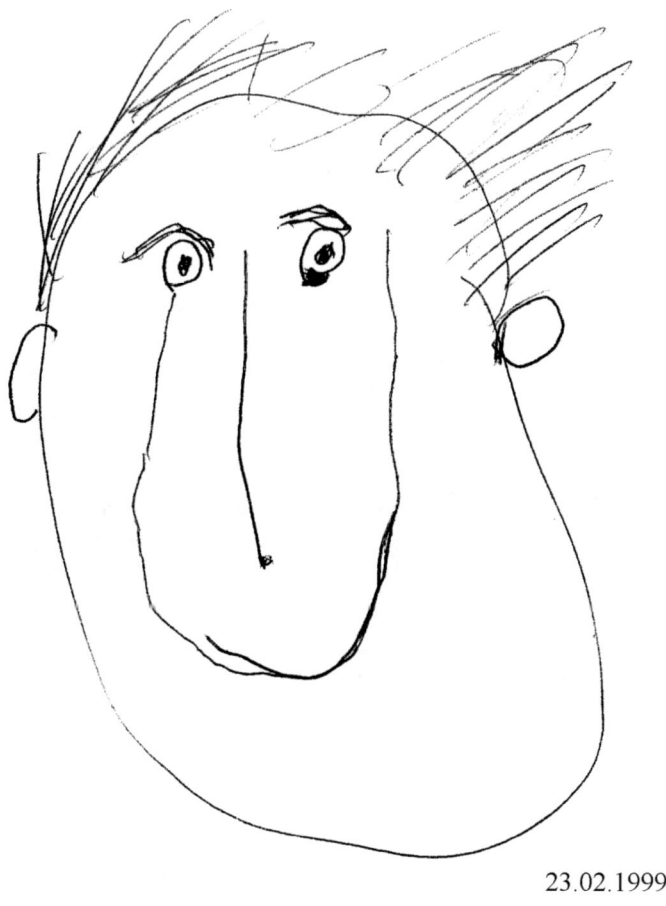

23.02.1999

---

[7] Till-Philipp war der einzige männliche Schüler mit geistiger Behinderung in der Klasse.

7. Pubertät und Adoleszenz

Till-Philipp hatte, wahrscheinlich wie viele mit der gleichen Behinderung Betroffene, eine sehr lange Kindheit, die dadurch gekennzeichnet war, für Dinge gar nicht oder kaum empfänglich zu sein, die sein Leben nach der Pubertät bzw. Adoleszenz betreffen.

Die vermeintlich aufgetretenen Probleme oder Schwierigkeiten, die die Lehrkräfte bei ihm festgestellt haben wollten, auf Pubertät und Adoleszenz zurück zu führen, kam für sie offensichtlich nicht in Betracht. Während des Gespräches waren wir ebenfalls nicht auf diese Begründung seines von den Lehrkräften registrierten Verhaltens in der Schule gekommen, denn wir sind regelrecht zugeredet worden, so daß es für ein überlegtes Reagieren keine Gelegenheit gab. Steckte eventuell dies als Zielsetzung hinter der Verweigerung, uns vor dem Gespräch die Themen nicht zu nennen?

Unserem Sohn läuft gewissermaßen sein Körper weg. Im Gegensatz zu seinen nicht behinderten Altersgenossen wußte er nicht, was mit ihm geschah. Er wußte natürlich auch mit den beiden Fachbegriffen nichts anzufangen. Daß ihm sein Körper wegläuft, wird von ihm nicht unbemerkt geblieben sein, doch er wußte es sich nicht zu erklären und uns sowie dem Schulpersonal gegenüber bewußt zu artikulieren. Das, was er artikulierte oder an Reaktionen und Verhalten in seiner Pubertäts- und Adoleszenzphase zeigte, war von dem Lehrpersonal als anders empfunden worden, wie es in den ersten Schuljahren an ihm zu beobachten war. Nur ist aus diesem veränderten Verhalten der falsche Schluß gezogen worden, u.a. nämlich der, er ginge nicht mehr gerne zur Schule.

Ich weiß nicht, ob sich ein Kind mit Trisomie 21 in der Umbruchphase zum Erwachsenwerden anders verhält als ein Kind ohne Behinderung. Die Entwicklungsverzögerung dieser Kinder läßt aber ein anderes Verhalten denkbar erscheinen. Möglicherweise war der Zeitrahmen der sozialen und psychischen Verarbeitung bzw. Anpassung in diesem Lebensabschnitt größer.

Dazu kam natürlich noch, daß sich Till-Philipp mit niemandem in der Schule über das, was in ihm vorging, austauschen konnte, so wie es die nichtbehinderten Schüler untereinander getan haben werden. Das mag zum großen Teil an ihm selbst gelegen haben. Er sprach mit anderen und mit sich selbst nur über das, was ihn interessierte. Für seine Selbstgespräche hatte er einen Fingerhandschuh, den er über einen festen Gegenstand gezogen hatte, z.Z. war das eine kleine Sandschaufel, an deren Fingern war je eine Plastikwäscheklammer befestigt, wobei er auf die Reihenfolge der Farben großen Wert legte. Dieses ‚Entspannungswerkzeug' wedelte er unaufhörlich, wobei er meist im Kreis lief und sich alles von der Seele redete, was ihn beschäftigte.

Bei den nicht behinderten Jugendlichen wußten es erfahrene Erwachsene, wie es auch Lehrkräfte sein sollten, in aller Regel an deren Verhalten abzulesen, was in dieser Lebensphase in ihnen vorging. Was sie daraus machten, soll hier nicht zur Diskussion stehen. Till-Philipp's Verhalten zeigte, wenn überhaupt, nur nuanciert, was in ihm vorging.

»Die Übergangsphase zwischen Kindheit und Erwachsensein umfaßt Entwicklungen auf mehreren Ebenen. Der Begriff „Adoleszenz" bezieht sich auf die psychischen und sozialen Prozesse, wohingegen der Begriff „Pubertät" auf die biologischen Veränderungen zielt. Betrachtet man die Entwicklungsphasen nach Erikson (1995), so folgen Pubertät und Adoleszenz der Phase der Latenz und gehen dem frühen Erwachsenenalter voraus.«

heißt es in dem Aufsatz „Psychosomatische Erkrankungen in der Adoleszenz" von Frau Prof. Dr. Dr. med. Mechthild Neises, Medizinische Hochschule Hannover, der in der URL: ‚http://www.kindergynaekologie.de/html/kora28.html' zu finden ist.

Die Phase der Geschlechtsreifung ist also eng verbunden mit einer sozialen und psychischen Reifung, die fachwissenschaftlich als Adoleszenz bezeichnet wird, um es einmal zusammengefaßt zu sagen. Nach Prim. Univ.-Prof. Dr. med. Ingomar D. Mutz, Vorstand der Abteilung für Kinder- und Jugendheilkunde, aöLKH, A-8700 Leoben und Univ.-Prof. Dr.med. P. J. Scheer, Leiter der Psychosomatik und Psychotherapie, Univ.-Klinik für Kinder- und Jugendheilkunde, A-8036 Graz, kommt es in dieser Lebensphase häufig zur Somatisierung von bewußten oder unbewußten psychischen Problemen. Dies äußert sich vielfältig und auch mit mehrfachem Symptomenwechsel. Beispiele sind Spannungskopfschmerzen, Magenbeschwerden, undefinierbare Bauchschmerzen, Rückenschmerzen, diffuse Unterleibsschmerzen.

»*Die biologische Reifung und soziale Integration:*

- *Längere Lernzeit bei gleichzeitiger Akzeleration (Beschleunigung) der körperlichen Reifung vergrößert die Diskrepanz zwischen physischer und sozialer Reife. Diese Grenzposition führt zu Rollen- und Statuskonflikten.*
- *Rolle = Summe der Verhaltenserwartungen, die die Gesellschaft an eine Person heranträgt (Pflichten). Rollenkonflikte entstehen, wenn vom Jugendlichen bereits ein erwachsenenmäßiges Verhalten erwartet wird, zu dem er noch gar nicht fähig ist, oder wenn er noch als Kind behandelt wird, obwohl er sich schon halb oder ganz erwachsen fühlt.*
- *Als Status bezeichnet man die mit einer Position (als Sohn/Tochter, Schüler, Lehrling, Kamerad) verbundenen Erwartungen des Betreffenden in Bezug auf seine Selbständigkeit, sein Mitspracherecht, die gebührende Anerkennung, die Verantwortung und Entscheidungsfreiheit etc.. Statuskonflikte entstehen, wenn der Jugendliche z.B. mehr Rechte verlangt, solche Ansprüche nicht ihren Möglichkeiten entsprechen und nicht mit den Erwartungen ihrer Umwelt übereinstimmen.«*

Es kann auch zu einer Depression in der Adoleszenz kommen:

- »*Jugendlichendepression: Gefühl von Hilflosigkeit und Hoffnungslosigkeit mit Verlust von Initiative und Motivation, Entscheidungsunfähigkeit, Konzentrationsschwäche, Zurückziehen von der Familie und Freunden, Verminderung von Appetit und körperlicher Tätigkeit, Schlafstörungen, Beschäftigung mit dem Tod.* **Selbstmordgedanken und Selbstmordversuche:** *Einer von 50 bis 100 Versuchen endet tödlich, woraus sich die Selbstmordrate von 1:100.000 im Alter zwischen 15 und 19 Jahren ergibt. Warnzeichen sind schlechtere Schulleistungen, Selbstisolierung, Klagen über Einsamkeit und Traurigkeit, Weinphasen, Eß- und Schlafstörungen, Gespräche über Selbstmordgedanken. Das Ereignis selbst kann nach längeren depressiven Phasen, als "final cry for help" unter Stress, aus Wut und Rachegefühlen mit dem Wunsch die Umgebung zu ändern oder als Folge unzutreffender Selbstbezichtigungen und Schuldgefühle eintreten.«*

heißt es in dem Aufsatz „Pubertät und Adoleszenz (1)" im Internet, URL: ‚http://www-ang.kfunigraz.ac.at/~scheer/doc/pubertaet.Html' von Prof. Dr. med. Ingomar D. Mutz und Prof. Dr.med. P. J. Scheer.

Ich möchte nicht ungerecht sein und behaupten, eine Lehrkraft müsse auch in der Vielfältigkeit informiert oder gar ausgebildet sein über das, was in einem jungen Menschen im Alter von Till-Philipp vorgeht. Aber so zu tun, als gäbe es bei Till-Philipp keine Pubertät, wird ihm nicht gerecht. Um sich sein Verhalten zu erklären uns zu beauftragen, ein psychotherapeutisches Gutachten einzuholen, wird unserem Sohn auf gar keinen Fall gerecht.

Personen, die mit Jugendlichen beruflich zu tun haben, sollten aber dennoch Grundlegendes über das wissen, was in diesen Jugendlichen während der Pubertät und Adoleszenz vorgeht.

Wir denken, daß Pädagogen, und als solche verstehen sich nicht nur die Sonderschulpädagogen, sondern auch die Tutoren, diese Sachverhalte in ihre Überlegungen mit einbeziehen sollten oder gar müßten, wenn sie sich über einige Schüler etwas nachhaltiger Gedanken machen. Geistig behinderte Schüler machen dieselben Erfahrungen in ihrer Pubertät und Adoleszenz wie Kinder ohne jegliche geistige Einschränkungen. Nur wie sie diese Erfahrungen werten, artikulieren und darauf reagieren, wird von den nicht behinderten Kindern abweichen. Diese Umbruchphase wird bei ihnen, bedingt durch die Entwicklungsverzögerung, auch länger anhalten als bei nicht behinderten Jugendlichen.

8. Das Zeugnis zum Ende der 8. Klasse

Ich möchte hier keine Bewertung der Lernentwicklungsberichte (LEB) vornehmen, sondern nur einige Punkte herausgreifen, die einen Bezug zum Konzept und zu dem Gespräch hatten. Dem Lernentwicklungsbericht war ein Blatt vorgeheftet, auf dem der Sonderschulpädagoge, der Englischlehrer und die Sozialpädagogin mit ihrer Unterschrift unserem Sohn bestätigen, daß ihnen die Klassenfahrt mit dem Fahrrad großen Spaß gemacht hatte. Weiter hieß es dann:

> »*Wir haben eine Klasse erlebt, auf die man sich verlassen kann und die mittlerweile sehr vernünftig geworden ist. Als kleines Andenken bekommst du diesen Kartenauszug, damit du deinen Enkeln (sfg, lol) zeigen kannst, wo du am 27. und 28. Mai geradelt bist.*«

Unserem Sohn wurden also Enkel prophezeit. Es wird eher so sein, daß er noch nicht einmal eigene Kinder haben wird respektive haben darf, geschweige denn also Enkel. Soweit mir bekannt ist, sind alle Erwachsenen mit Trisomie 21 kinderlos geblieben, nicht weil sie zeugungs- bzw. empfängnisunfähig sind, sondern weil der Staat als Vollstrecker der Gesellschaft dies bisher erfolgreich verhindert hat. Wenn ich davon ausgehe, daß dies auch dem Schulpersonal bekannt war, stellt sich mir die Frage, warum diese Wortstellung gewählt wurde. Darf ich den Lehrkräften in ihrer Eigenschaft als Beamte Gedankenlosigkeit unterstellen? Als wir erfuhren, daß diese Mitteilung alle Schüler der Klasse erhalten hatten, hätten wir annehmen können, daß seine Gleichstellung durch Integration schon sehr weit fortgeschritten ist. Die Herausnahme aus dem gemeinsamen Unterricht widerlegt diese Annahme.

Doch was verbarg sich hinter den beiden Abkürzungen sfg und lol? Sowohl ein nichtbehinderter Mitschüler aus der Klasse noch die Sozialpädagogin wußten es. Wir baten sie, sich beim Sonderschulpädagogen zu informieren und es uns dann mitzuteilen. In einem Eintrag des Sonderschulpädagogen in Till-Philipps Informations- bzw. Kommunikationsheft stand dann etwas später die Erklärung:

»In der schriftlichen Kommunikation (SMS, chat) verwenden die Schülerinnen und Schüler verschiedene Kürzel, um u.a. Gestik und Mimik in Worte zu fassen. Sfg bedeutet dabei sehr frohes Grinsen, lol bedeutet lautes Lachen.«

Till-Philipp hat zwar in der Schule eine eigene Mail-Adresse, doch hatte sich gezeigt, daß er keine Gelegenheit erhielt, diese zu nutzen. Eine Mail, die ich ihm einmal sandte, blieb sogar von den Lehrkräften unerkannt. Was veranlaßte nun die Lehrkräfte anzunehmen, Till-Philipp würden diese Kürzel bekannt sein?

Wenn im Vorfeld des pädagogischen Gesprächs die Lehrkräfte uns gegenüber artikulierten, Till-Philipp ginge nicht gern zu Schule, und dies auch Anlaß war, auf unsere Kosten ein Gutachten anfertigen zu lassen, aber in keinem Lernentwicklungsbericht diese Aussage getroffen wurde, sondern das Gegenteil geschrieben stand, dann ergab sich aus diesem Widerspruch eine interessante Fragestellung. War die verbale Äußerung übertrieben, oder waren die LEB's unaufrichtig, oder ist den Lehrkräften dies überhaupt nicht aufgefallen? Ich weiß es nicht, ich muß diese Frage offen lassen.

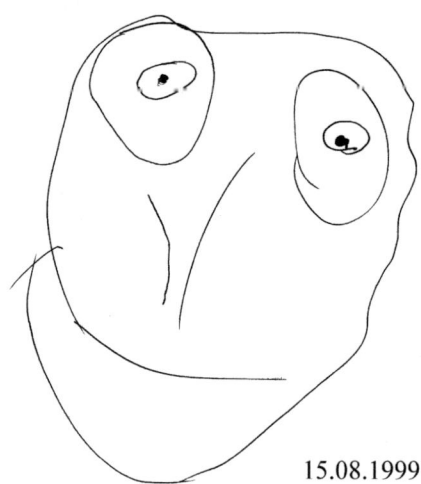

15.08.1999

9. Sommerschulfest 2002

Das alljährliche Sommerfest der IGS Querum war für das Jahr 2002 auf einen Freitag im August, festgesetzt. Der Förderverein der Schule hatte in den Jahren zuvor bereits ein Freizeithaus auf dem Schulgelände aufgebaut, und in diesem Jahr einen großen, nach vorne offenen, überdachten Unterstand. Für dessen Fertigstellung reichte das verfügbare Vermögen des Vereins nicht, so daß kurzfristig ein Darlehen aufgenommen wurde. Mit dem Erlös der Sommerfestaktionen sollte dieses Darlehen abgelöst werden. Diese Aktionen waren Sponsorenläufe und der Verkauf von ‚Schülerprodukten'.

Die Strecke eines Sponsorenlaufs hatte die Länge von 400 Metern und erbrachte pro Schüler zwei Euro. Am Vormittag waren alle Schüler gehalten, sich an dem Sponsorenlauf zu beteiligen. Danach waren die Schüler der Klasse von Till-Philipp zwei Stunden ohne Aufsicht.

Ab Mittag mußten die Schüler ihre Verkaufsstände aufbauen und ihre verzehrbaren ‚Produkte' herstellen bzw. die anderen Produkte wie z.B. Bastelarbeiten bereitstellen. Einige verkauften nur Getränke, andere Käsespieße, wieder andere Salate, die Klasse von Till-Philipp hatte sich für Waffelgebäck entschieden, das auf Bestellung im Waffeleisen gebacken wurde.

Am späten Nachmittag mußten dann wieder Sponsorenläufe absolviert werden. Vermutlich hatten so viele Sponsoren Läufe gekauft, daß noch einige nachzuholen waren. Der Sonderschulpädagoge, der ebenfalls mitlief, kam zu uns und fragte Till-Philipp, ob er noch einmal mitlaufen möchte. Er verneinte, er war sichtlich abgekämpft. Wir bestätigten dem Lehrer, daß es wohl wenig Sinn machte, ihn noch einmal mitlaufen zu lassen, wir würden uns aber auf jeden Fall die Läufe seiner Klasse ansehen. Als es dann soweit war, ließ sich Till-Philipp von uns unbemerkt doch zu einem Lauf überreden, den er gerade mal so schaffte.

Was wurden da Till-Philipp und indirekt wir erst gefragt, wenn der Pädagoge den festen Willen in sich trug, sich durchzusetzen, was er dann auch tat. Hier tauchte bei uns sofort wieder die Frage auf, was ist angesichts des Erziehungsauftrages an die Schule (?) ein Elternwort wert? Hier war die Antwort klar und deutlich ablesbar: nichts!

Till-Philipp war nach diesem letzten Lauf völlig verschwitzt. Zu Hause steckten wir ihn erst einmal unter die Dusche, kurz darauf begann sich eine Erkältung bei ihm bemerkbar zu machen. Sie hielt einige Tage an und endete mit einem Husten, den er wieder wochenlang mit sich herumschleppte. Dieser ‚Sponsorenhusten' erinnerte sehr stark an seinen Husten vom Vorjahr, der bis in den Mai d.J. andauerte und den Lehrkräften angeblich große Sorgen bereitete.

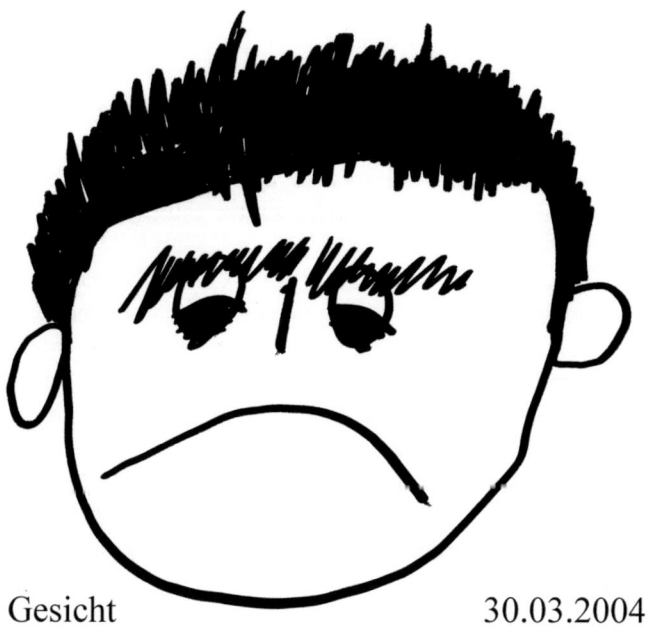

Gesicht   30.03.2004

10. Unsere Planung für das zweite Gespräch

Bei dem ersten Gespräch sind wir förmlich überrannt worden. Es war im Prinzip kein Gespräch, sondern es war mehr ein Vortragen von Till-Philipp's Defiziten, die er bisher für die Lehrkräfte mehr im Schulverhalten als im Unterricht offenbart hatte, mit anschließender Aufgabenverteilung zur Behebung der Defizite. Nicht seine schulischen Leistungen standen da zur Disposition, sondern seine behinderungsbedingten Verhaltensweisen. Till-Philipp war zwar nicht das einzige Kind mit einer Trisomie 21, aber der einzige Junge mit dieser Behinderung und das einzige Kind in der IGS Querum, bei dem die Defizite als so gravierend festgestellt wurden, daß es für die Verantwortlichen in der Schule unumgänglich wurde, diese Defizite uns Eltern mit dem Ziel vorzutragen, sie zumindest zu verringern.

Die teilnehmenden Lehrkräfte mochten diese Absicht der Defizitauflistung nicht gehabt haben. Jedoch wird die Charakteristik eines Gespräches nicht durch verbale Vorgaben geprägt, die bei dem Gespräch allerdings nicht gemacht wurden, sondern wie die ‚Gesprächsempfänger' das Gespräch empfinden und welche Eindrücke es hinterläßt.

Die Art des Gespräches ließ erkennen, daß man in uns Eltern die Verantwortlichen für die Defizite sah. Natürlich betrachteten wir das völlig anders. Till-Philipp mußte in seiner Art erkannt und anerkannt werden, um ihn führen zu können. Das war schon in der Grundschule problematisch, mit Ausnahme der Schulleiterin, die das zwar realistisch sah, aber darin keinen Anlaß der direkten Einflußnahme auch auf die Eltern sah. Das soll nicht heißen, daß es dort keine Gespräche über Till-Philipp gab.

In der IGS ging man nun daran, die Verantwortlichkeit ins Elternhaus zu delegieren. Das mußte bei dem zweiten Gespräch klar- und abgestellt werden. Wir überlegten auch, ob wir dem Gremium wieder alleine gegenübertreten sollten oder nicht. Der Leiter einer Sonderschule für Kinder mit Lernhilfebedarf im Ruhestand erklärte sich bereit, dem zweiten Gespräch beizuwohnen.

Dem Sonderschulpädagogen haben wir das auf dem letzten Elternabend im August 2002 mitgeteilt. Daraufhin ließ er uns eine Informationsschrift überreichen, die er unter Beachtung der Datumsangabe zuvor im Auftrag geschrieben bzw. unterzeichnet hatte. Diese Schrift enthielt drei Terminvorschläge für ein pädagogisches Gespräch und den Hinweis, hinsichtlich eines weiteren Gesprächsteilnehmers, den wir mitzubringen angekündigt hatten, uns an den Schulleiter zu wenden.

Dies taten wir umgehend schriftlich. In unserem kurzen Anschreiben baten wir, uns den oder die Gründe für das pädagogische Gespräch zu benennen, nicht ohne den Hinweis, daß wir die einzigen der etwa 600 Eltern waren, die zu einem solchen Gespräch eingeladen worden waren. Des weiteren kündigten wir darin an, daß wir, resultierend aus den Erfahrungen des Gesprächs im Frühjahr diesen Jahres, die Absicht hatten, eine kompetente Person mitzubringen, die uns während des Gespräches erläuternd zur Seite stehen sollte. Wir verschwiegen nicht unsere Hoffnung, daß er dagegen keine Einwände erheben werde. Für einen der vorgeschlagenen Termine würden wir uns sofort entscheiden, wenn wir seine Antwort erhalten haben.

Seine Antwort enthielt die Information, daß wir nicht die einzigen Eltern waren, mit denen pädagogische Gespräche geführt wurden. Daraus schlossen wir, daß wir die einzigen Eltern aus der Klasse von Till-Philipp waren, die sich einem solchen Gespräch zu stellen hatten. In seiner Antwort gab er auch zu verstehen, daß er nichts gegen einen weiteren Gesprächspartner einzuwenden hatte.

Unsere Vorbereitung bestand in einer schriftlichen Aufzeichnung der Gedanken und Argumente, die sich nach dem Märzgespräch bei uns eingestellt hatten. Daraus resultierten natürlich auch Fragen an die Lehrkräfte, deren Antworten uns Aufschluß geben sollten über die Motive der Lehrkräfte, aus denen heraus wir uns wie vor einem Tribunal vorgekommen waren. Die ständige Bearbeitung führte zu vier Fassungen, deren letzte wir bei dem nächsten Gespräch vortragen wollten. Wir wollten natürlich diese Fragen beantwortet haben. Aus den sich daraus ergebenden Diskussionen erhofften wir uns zusätzliche Informationen.

- Das März-Gespräch wurde im Vorhinein durch die Antworten der angesprochenen Tutoren auf unsere mehrmaligen Fragen banalisiert, obgleich sich herausstellte, daß die Thematik bei den Lehrkräften einen sehr hohen Stellenwert hatte. Warum wurde uns keine Gelegenheit der eigenen Vorbereitung eingeräumt?

- Nach dem Gespräch erfuhren wir von der Sozialpädagogin, daß wir die einzigen Eltern waren, mit denen ein solches Gespräch zwingend erforderlich war. Einem Schreiben des Schulleiters vom 12.09. d.J. entnahmen wir, daß wir nicht die einzigen Eltern waren, mit denen pädagogische Gespräche geführt wurden und daß es mit Till-Philipp Probleme gab. Möglicherweise waren wir die einzigen Eltern aus der Klasse. Warum teilte uns keiner diese Probleme im Vorfeld des Gespräches mit?

Till-Philipp wurde bisher fast nur defizitorientiert beurteilt. Daß die IGS im März ebenso verfuhr, machte uns im Gespräch sprachlos. Das Gespräch war im eigentlichen Sinne ein Vortragen von Till-Philipps Defiziten, die sich ausschließlich auf sein Verhalten und seine Fähigkeiten bezogen.

Sein Verhalten, sein Leistungsvermögen und seine Leistungsbereitschaft wurden von seiner Behinderung geprägt. Das traf auch auf Nachwirkungen von Erkältungen zu. Sein Husten, der sich vom September des Vorjahres bis in den Mai des aktuellen Jahr hinzog, war dafür ein beredtes Beispiel. Wir hatten Till-Philipp verschiedenen Ärzten vorgeführt und seine Lunge röntgen lassen, bevor die Lehrkräfte uns auf seinen Husten aufmerksam machten. Den Lehrkräften hatten wir unsere Vorgehensweise erläutert. Die Befunde waren negativ. Mit deren damaligen Aufforderungen wurden nicht nur offene Türen eingerannt, es wurde auch ein Vertrauensschwund artikuliert!

Bei seinem jahresübergreifenden Husten trat das Herauswürgen und Erbrechen vermehrt auf. Er wird sich beim Kauen und gleichzeitigem Husten verschluckt haben. Er hatte auf diese Weise erfahren, daß er nach Hause abgeholt wurde, wenn er Anstalten machte, sich zu übergeben. Er begann offensichtlich, dies zu nutzen, um aus unangenehmen Situationen zu kommen. Er besaß keine andere Strategie. Seine behinderungsbedingte lange Zunge und die im Verhältnis dazu kleine Mundhöhle sorgten für ein relativ vermehrtes Speichelaufkommen, das er nicht mit Ausspukken zu beherrschen suchte, er schluckte den Speichel. Zu Hause hatten wir beobachtet, daß er sich dabei verschluckte, was allerdings selten geschah, eventuell durch sein ausnahmslos streßfreies häusliches Umfeld.

Gegenüber Leistungsanforderungen reagierte er ebenfalls behinderungsspezifisch. In solchen Fällen lösten wir das Problem, indem wir ihn ohne materielle Anreize erfolgreich motivierten.
- Till-Philipp ist nicht der einzige, der in der Schule Kopfschmerzen hat. Ursächlich verantwortlich schien uns eine Mobilfunkanlage zu sein, die laut einer Zeitungsmeldung vom 04.04.2002 in unmittelbarer Nachbarschaft der Schule aufgestellt worden war. Aber auch sein schneller fortschreitender grauer Star wird sein Gehirn so überstrapaziert haben, daß Kopfschmerzen nicht haben ausbleiben können. Pubertät und Adoleszenz konnten ebenfalls Ursache für Kopfschmerzen sein. Hatte sich Till-Philipp bedingungslos zu fügen, auch wenn seine Behinderung einer totalen Fügung entgegenstand?
- Leistungsverweigerung und Erbrechen mit oder ohne Bauchschmerzen hatte er auch Zuhause. Wir waren dabei nie auf die Idee gekommen, er habe eine psychosomatische Abneigung gegen sein Elternhaus. Psychosomatisches Verhalten entsteht, wenn das Verhältnis von Geist bzw. Seele und Körper nachhaltig und anhaltend aus dem Gleichgewicht geraten ist. Seine völlige Ausgeglichenheit im häuslichen Umfeld zeigte uns, daß in seinem Elternhaus alles in Ordnung war. Gespräche mit einer uns bekannten Psychotherapeutin und mit unserem Kinderarzt hatten bestätigt, daß es keines speziellen Gutachtens bedurfte. Sein Wissen um seine Defizite, die in seiner Gegenwart benannt wurden, blieb nicht ohne Einfluß. Was sollte in einem solchen Gutachten bestätigt werden?
- In der Vorgeschichte dazu wurden wir, wenn wir ihn vor dem regulären Unterrichtsende abholen mußten, mehrmals darauf hingewiesen, daß Till-Philipp ungern zu Schule komme. Im letzten Lernentwicklungsplan stand, daß er gerne zur Schule geht. Welche von beiden Angaben hat unbestrittene und von den Lehrkräften anerkannte Gültigkeit?
- Im Vorspann seines letzten LEB steht der Satz »*Als kleines Andenken bekommst du diesen Kartenauszug, damit du deinen Enkeln (sfg, lol) zeigen kannst, wo du am 27. und 28. Mai 2002 geradelt bist.*« Was hat die Tutoren veranlaßt anzunehmen, Till-Philipp wird Großvater werden können? Warum wurde nicht von seinen späteren Freunden geschrieben, wurden ihm keine zugetraut?

62

- Die beiden Kürzel wurden uns auf Anfrage erklärt. Wenn wir die Enkelprophezeiung noch als Gedankenlosigkeit verstanden, so offenbarte die Bedeutung der beiden Kürzel einen Sarkasmus, wenn weder die Sozialpädagogin noch Schüler ohne Behinderung dies Kürzel kannten.
- Es wurde auch erwähnt, daß Till-Philipp kein richtiger Junge sei, weil er noch auf keinen Baum geklettert war und noch an keinen solchen gepinkelt hatte. Inwieweit war denn dieser Sachverhalt relevant für seinen Schulbesuch?
- Gesprächen mit Till-Philipp war zu entnehmen, daß sich die Wertigkeit einiger Lehrer bei ihm geändert hatte. Bekanntermaßen war Till-Philipp schon längere Zeit mit dem Thema Tod und Sterben beschäftigt. Wenn er Zuhause seine Bilder malte, in denen er im Grab liegt, sind die Umstehenden traurig, sein Kater weint dicke Tränen. Wenn wir ihn frühzeitig abzuholen hatten, fanden wir ihn traurig und von Mitschülern getröstet. Dieser Trost zog stets eine noch tiefere Traurigkeit nach sich, so daß häufig auch die Tröster weinten. Wie wird in der Schule mit dieser Traurigkeit umgegangen?
- Hatten wir eine zu hohe Erwartung an die Lehrkräfte, wenn wir davon ausgingen, daß in ihren Überlegungen auch mehr oder weniger umfassend die möglichen innerpersönlichen Folgen von Pubertät und Adoleszenz Berücksichtigung finden sollten, die möglicherweise bei Kindern mit Trisomie 21 eine andere Ausprägung erfahren?
- Wir hatten uns anzuhören, Till-Philipp benötige beim Sport zu viel Zeit zum Aus- und Ankleiden. Zu Beginn seiner hiesigen Schulzeit hieß es mit Hinweis auf die Grundschule, das Knöpfen und Schnüren seiner Schuhe müsse er ja schließlich auch lernen, hier gäbe es damit keine Probleme. Im Förderkonzept wurde ihm ebenfalls Zeit zum Lernen und Beherrschen dieser Techniken eingeräumt. Womit wird dieser Sinneswandel begründet?

Wir hatten gegenüber dem Schulpersonal bekannt gemacht, daß Till-Philipp den grauen Star hatte. Die Auskünfte über die jeweilige Diagnose der Augenärzte waren unpräzise oder die Diagnosen waren falsch, ob sie uns gegenüber bewußt verschwiegen wurden, weil es sich dabei ‚nur' um ein geistig behindertes Kind handelte, oder ob sie wirklich falsch gestellt wurden, muß ich offen lassen. Eine Rolle mochte da die gelegentliche ärztliche, nicht medizinische! Ansicht mitgespielt haben, daß bei einem geistig behinderten Kind das Sehvermögen zu unwichtig sei, um operativ eine wirkungsvolle Besserung herbeizuführen. Nun wußten wir durch eine Augenärztin, daß Till-Philipp auf dem rechten Auge nur noch ein Sehvermögen von 8% hatte und auf dem linken Auge von 20%, was von der Klinik bestätigt wurde. Er konnte nicht räumlich sehen, und was er sah, sah er nicht in für uns gewohnter Deutlichkeit. Mitte Oktober 2002 wurde sein rechtes Augen operiert, die Operation seines linken Auges erfolgt im Januar des darauffolgenden Jahres. Seine Sehkraft konnte keine 100% mehr erreichen, da das Gehirn seine auf Sehkraft bezogene Entwicklung mit dem elften Lebensjahr abgeschlossen hatte. Wir hätten also das Glück haben müssen, in seiner frühen Kindheit auf einen Augenmediziner zu treffen, der eine Operation damals schon als notwendig erachtet hätte. Leider reichte der damalige augenärztliche Besuch nur zu einer Brille, die allerdings ohne Wirkung blieb. Der Graue Star ist mit einer Brille weder korrigierbar noch beherrschbar.

Das hinzugewonnene Sehvermögen seines rechten Auges nach der Operation mußte ihn fasziniert haben. Ich brachte ihm eine naturgetreue Nachbildung eines Wolfes im Kleinformat mit als Überraschung nach der Operation. Von diesem Tier erzählte er immer wieder. Als er nach der Operation das Tier erhielt, hatte er es immer wieder dicht vor sein rechtes Auge gehalten. Es war für ihn ein unbeschreibliches Erlebnis, die Dinge nun so genau und scharf konturiert zu sehen, obgleich sich die Sehkraft nur bis etwa 40% steigern ließ.

Wir ahnten die durch seine Augen bedingte Schwierigkeit, als wir mit Till-Philipp begannen, Fahrrad zu fahren. Die Unfähigkeit, nicht räumlich sehen zu können, erschwerte ihm das Gewinnen und Halten des Gleichgewichts. Daß er das Radfahren dennoch lernte, zählen wir zu seinen großen Leistungen in letzter Zeit.

Beim Schwimmen mag das ähnlich gewesen sein. Nun darf er nach den Augenoperationen für längere Zeit nicht in chlorhaltiges Wasser. Im Übrigen hatten wir mit Till-Philipp schon während seiner Grundschulzeit einen Schwimmkurs besucht.

Therapeutisches Reiten zählte nicht mehr zu den Leistungen der Krankenkassen. Wie eine Mitarbeiterin des Vereins für Körperbehinderte dem Tutor mitgeteilt hatte, war in der Lebenshilfe die bestehende Gruppe ausgebucht, im Verein für Körperbehinderte sei möglicherweise noch Platz in einer zweiten Voltigiergruppe. Dienstleistungen des Vereins in Anspruch zu nehmen hieß, Mitglied zu werden. Wir lehnten aus Gründen, die hier nicht zur Debatte stehen, eine Mitgliedschaft im Verein ab.

Die Bewältigung des Schulweges mit öffentlichen Verkehrsmitteln dauerte etwa ein Stunde. Das waren pro Tag vier Stunden, in denen sich meine Frau nur in Bus und Bahn befinden würde, um einer solchen Anforderung zu genügen. Mit dem Wagen dauerte eine Fahrt etwa 15 Minuten. Andere Übungsfahrten waren erschwert, da erst in die Nähe öffentlicher Verkehrsmittel zu fahren war. Wir werden diese Übung sowie das Schwimmen und Fahrradfahren zu gegebener Zeit aufgreifen.

In einem Bericht der Schüler über die Klassenfahrt an den Müritzsee, der den Tutoren vorlag, ging hervor, daß Till-Philipp als Strafmedium hatte herhalten müssen. Daß uns dies in der Seele weh tun könnte, darüber werden die Pädagogen wohl nicht reflektiert haben. Darüber, wie sich das mit der Integration vereinbaren ließ, ist aber auch nicht nachgedacht worden. Es mußte während der Klassenfahrt eine Disziplinarmaßnahme ergriffen werden, dabei war es gleichgültig, ob dies zu Lasten eines behinderten Mitschülers ging, der dies nicht so empfunden haben wird wie seine Eltern.

Wie oben schon dargelegt, baten wir den Sonderschulpädagogen einige Tage nach dem Gespräch um das Integrationskonzept in Kopie. Er wisse gar nicht, ob ein solches existiere, da müsse er erst mit der Sonderschulpädagogin reden, war die Antwort. Eine Woche später bestätigte der Englischtutor die Existenz dieses Konzepts. Einige Tage darauf überreichte uns besagter Sonderschulpädagoge einen ‚Integrationsbericht und Förderplan für Till-Philipp, Stand April 2002'. Meine Frau wies ihn daraufhin, daß wir das Förderkonzept erbeten hatten. Das müsse sie doch gleich sagen, entgegnete er. War das ein gesprochenes Wort gewordene Entrüstung über unser Ansinnen, das Förderkonzept zu erhalten? Zumindest wurden wir auch in dieser Situation nicht in wünschenswerter Weise ernst genommen.

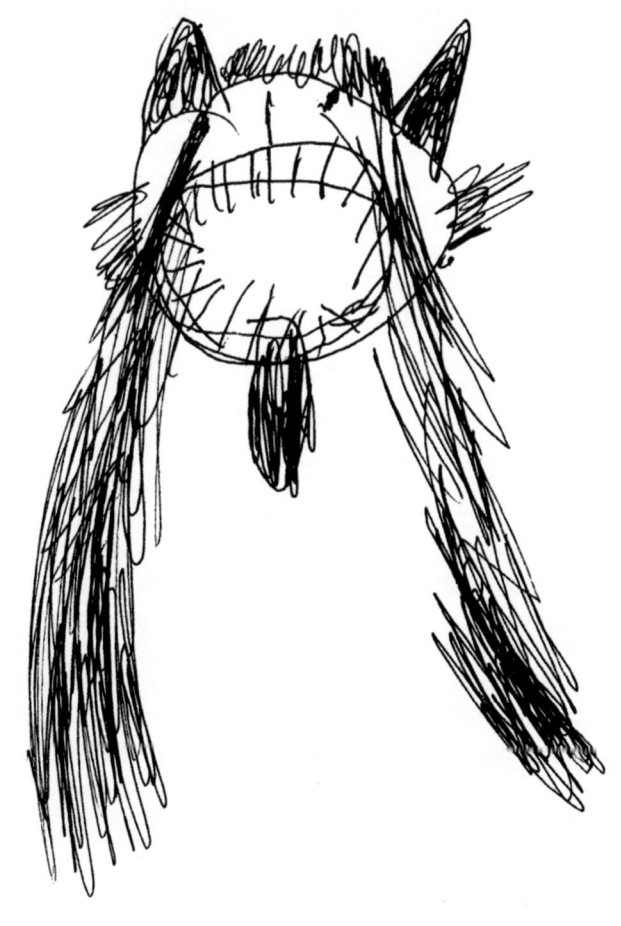

Mikesch ist sehr traurig		11.05.2003

11. Das zweite pädagogische Gespräch

Im Herbst fand das zweite pädagogische Gespräch statt. Bei diesem hatten wir Gelegenheit, Till-Philipp vorher zu Bekannten zu bringen, um das Gespräch ohne sein Beisein führen zu können. Auch wenn er für die Dauer des Gesprächs beschäftigt worden wäre, bekäme er doch recht viel von Gesprächen mit, in denen er dabei wäre und die über ihn geführt werden. Das, was er mitbekäme, bliebe nicht unbedingt ohne Wirkung.

Wir gingen davon aus, daß in diesem Gespräch zunächst der verteilte Aufgabenbereich des ersten Gesprächs kurz abgehandelt werden würde, um dann auf das eigentliche Thema, Till-Philipps schulische und nachschulische Zukunft, zu kommen.

Mein Vorschlag, kurz über das erste Gespräch zu reflektieren, wurde nicht angenommen. Wir bekamen auf diese Weise keine Gelegenheit, unsere im vorigen Kapitel aufgeworfenen Fragen beantwortet zu bekommen. Dennoch versuchten wir, das Gespräch wenigstens auf einige Punkte des ersten Gespräches zu bringen. Es wurden aber noch nicht einmal die Hauptpunkte des ersten Gespräches tangiert. Weder das gewünschte psychosomatische Gutachten wurde erwähnt, noch die von den Lehrkräften angeregten bzw. gewünschten Aktivitäten wie therapeutisches Reiten oder das Trainieren der Benutzung öffentlicher Nahverkehrsmittel.

Wir waren enttäuscht, führten das Verschweigen dieser Themen aber auf die Anwesenheit des uns begleitenden Schulleiters im Ruhestand zurück. Die Pädagogen wollten sich offensichtlich keine Blöße vor diesem Schulleiter geben.

Nicht ausschließen möchte ich die Möglichkeit, daß es den Lehrkräften doch nicht so wichtig war, was im ersten Gespräch von ihnen thematisiert wurde. Es könnte ihnen im ersten Gespräch nur darauf angekommen sein, uns deutlich zu machen, wer die kompetenteren Erwachsenen waren für Probleme, die sie aus Till-Philipps Verhalten erkannt zu haben glaubten, nämlich nicht wir, sondern sie selbst.

Wenn ich davon ausgehe, daß die drei vorgeschlagenen Institutionen zwecks Erstellung eines psychosomatischen Gutachtens nicht von der Schule über unseren möglichen Besuch vorinformiert wurden, und ich glaube, ich kann davon ausgehen, dann wäre, falls der von uns aufgesuchte Psychologe oder Psychotherapeut unserer Wahl nicht unbedingt von der Notwendigkeit eines Gutachtens überzeugt gewesen wäre, das Gutachten gar nicht erstellt worden.

Wenn dennoch ein Gutachten erstellt worden wäre, wäre die Wahrscheinlichkeit sehr hoch gewesen, daß die Lehrkräfte in ihrer Ansicht nicht bestätigt worden wären, die nach ihrer Meinung ein Gutachten unumgänglich erschienen ließ. Davon ausgehend, daß die Lehrkräfte dies inzwischen erkannt hatten, wäre dies auch nicht nur eine Erklärung dafür, daß es in diesem zweiten Gespräch nicht mehr thematisiert wurde, sondern daß auf das erste Gespräch überhaupt kein Bezug mehr genommen wurde.

Auch in der Zeit nach diesem Gespräch wurden Punkte des ersten Gespräches nie wieder thematisiert. Wie wichtig war es denn nun, was die Lehrkräfte zu ihrem ersten Gespräch veranlaßt hatte? Ging es ihnen nur darum, sich vor uns wichtig zu machen und sich als über die anfallenden Probleme nachdenkende fürsorgliche Pädagogen darzustellen? Das konnte es nicht sein, sie hätten selbst auf die oben angesprochene Problematik von Pubertät und Adoleszenz kommen können oder müssen.

Im Verlauf des Gespräches kam es zu einem lautstarken Protest des Sonderschulpädagogen, als wir den Hergang der Übergabe des Förderkonzeptes schilderten. Er habe nie und nimmer gesagt, er wisse gar nicht, ob es ein solches Konzept gäbe, da müsse er erst seine Kollegin fragen. Wir bestanden aber auf unserem fast wörtlichen Zitat. Es mußte Angst gewesen sein, die den Pädagogen immer wieder und immer lauter sagen ließ, das von uns Gesagte entspreche nicht der Wahrheit. Vor seinem Vorgesetzten von Eltern eines geistig behinderten Schülers sich einer Lüge zeihen zu lassen, das wollte und konnte er nicht dulden. An der Unfehlbarkeit eines Pädagogen Zweifel zu äußern, und dann noch in der Gegenwart des Schulleiters, war zu unerhört, als das es der Sonderschulpädagoge erlauben könnte. Auch hier bestätigte sich wieder einmal die nicht vorhandene Wertigkeit einer elterlichen Aussage.

Die Tatsache, daß Till-Philipp bei der Klassenfahrt an den Müritzsee als Strafmedium hatte herhalten müssen, war ein zweiter Reibungspunkt. Auf das Zitat, siehe Seite 76/77, in der Aufsatzsammlung über diese Fahrt angesprochen, verharmloste es der

Tutor, der in der Klasse auch englisch unterrichtete und im ersten pädagogischen Gespräch federführend war. Das sei doch nur ein Aufsatz, dem man nicht eine solche Bedeutung beimessen sollte! Sollte das heißen, daß in dieser Klasse Aufsätze ohne Bedeutung geschrieben werden, oder war die Aufsatzsammlung nicht im Auftrag der Schule geschrieben worden?

Wenn Aufsätze gerade über eine Klassenfahrt mit einem solchen Ereignisstrang so bedeutungslos sind, wie hier ausgesagt, dann frage ich mich, warum denn überhaupt darüber von jedem ein Aufsatz zu schreiben war. Ich kann davon ausgehen, daß keiner der Schüler auf die Idee gekommen war, freiwillig einen Aufsatz zu schreiben.

Keiner der Lehrkräfte hatte also die in dem besagten Aufsatz formulierte Wortstellung zum Anlaß genommen, gemeinsam mit der gesamten Klasse im Rahmen des Erziehungsauftrages, den die Schule auch hat, die Situation zu besprechen. Damit werden die Lehrkräfte diesen Sachverhalt nicht befürwortet haben, aber einen Gegenbeweis zu führen, sahen sie als nicht geboten an.

Das eigentliche Thema, Till-Philipp's schulische und nachschulische Zukunft, wurde relativ kurz behandelt. Was seine schulische Zukunft betraf, teilte uns der Schulleiter bedeutungsvoll mit, es sei ihm gelungen, in Gesprächen mit der Bezirksregierung den behinderten Schülern den Besuch der zehnten Klasse zu ermöglichen. Das wunderte uns insofern, als uns nach der Einrichtung der Integrationsklasse der Durchlauf der gesamten IGS, also einschließlich der zehnten Klasse, zugesagt worden war. Das machten wir auch deutlich, was den Schulleiter verwunderte.

In der nachschulischen Zukunft sahen wir die Schule nicht mehr in die Pflicht genommen. Wir machten deutlich, daß wir dies hauptsächlich als unsere Aufgabe betrachten. Entsprechend hatten wir auch schon für einen Praktikumplatz gesorgt.

Zu entsprechender Zeit, wenn Till-Philipp vor dem Schritt in das Berufsleben stand, sollte nochmals ein Gespräch stattfinden. Wir wußten nicht, wem das geplante Gespräch nutzen sollte. Es fand dann aber doch nicht statt. Daraus den Schluß zu ziehen, daß Gespräche dieser Art in erster Linie dazu dienen sollen, gegenüber den Eltern die Wichtigkeit und Bedeutung der Lehrkräfte hervorzuheben, ohne ernsthaft an der Problemlage des Kindes interessiert zu sein, wird nicht gar so falsch sein können. Das Ausbleiben der Kontrolle oder zumindest des direkten Nachfragens der verteilten Aufgaben des ersten Gespräches belegt meine These.

Lange vor dem ersten pädagogischen Gespräch hatten wir schon bei dem zuständigen Dezernenten vorgesprochen, wie Till-Philipp's Schulpflicht zu erfüllen sei, wenn er nach Abschluß der zehnten Klasse die IGS verläßt. Dieses Gespräch ging auf ein in der Sache gleichlautendes Schreiben zurück, das wir an das Nds. Kultusministerium schickten. In Niedersachsen bestand eine Schulpflicht von zwölf Jahren oder bis zum 18. Lebensjahr.

Wenn wir für Till-Philipp einen Ausbildungsplatz finden, und sei es auch nur ein Anlernplatz ohne Berufsschule, wird ihm der weitere Schulpflichtbesuch bis zum Erlöschen seiner Schulpflicht erlassen. Im Übrigen werde er, der Dezernent, dafür sorgen, daß wir alle erforderlichen Wege von seiner Behörde abgenommen bekommen, wenn wir für Till-Philipp einen Betrieb auf dem allgemeinen Arbeitsmarkt gefunden haben.

Nach der dem Gespräch folgenden Landtagswahl in Niedersachsen änderte sich die politische Verantwortlichkeit. Die nun die Macht ausübenden politischen Parteien verständigten sich darauf, die Bezirksregierungen abzuschaffen und an deren Stelle Kompetenzzentren zu installieren. Aus dieser Verunsicherung während der Umwandlungsphase der Behörde heraus war die Dezernentenzusage de facto wirkungslos. Mit Abschluß der zehnten Klasse war der Behördenumbruch zwar noch nicht abgeschlossen oder gar intensiv im Gange, zeigte aber dennoch Wirkung in der die Eltern unterstützenden Arbeit.

12. Schülerpraktikum

Im Verlauf der Veranstaltung ‚Der offene Hof' im Jahre 2000 des Norddeutschen Rundfunks in verschiedenen Ortschaften der nahen und etwas weiteren Umgebung besuchten wir einen Bauernhof in Hahnenhorn, der weit westlich der nördlich von Braunschweig gelegenen Kreisstadt Gifhorn lag. Hahnenhorn liegt etwa 55 Straßenkilometer von unserem Wohnort entfernt.

Durch ein Gespräch mit der Landwirtin erfuhren wir, daß diese ebenfalls einen behinderten Jungen hatten, der aber vor wenigen Jahren verstorben war. Sie wußte also mit unserem Sohn umzugehen.

Till-Philipp's größter Wunsch war, nach der Schule auf einem Bauernhof zu arbeiten. In unseren Ferien fuhren wir jedes Jahr nach Bayern an ein und denselben Ort. Dort kannten wir eine Familie, die nebenbei eine kleine Landwirtschaft mit fünf Kühen betrieb. Till-Philipp durfte jeden Abend die Kühe füttern. Diese Art der nach und nach immer selbständiger verrichteten Arbeit gefiel ihm, er wollte es zu seiner späteren beruflichen Tätigkeit machen.

Der Landwirt in Hahnenhorn hatte ungleich mehr Rinder, darüber hinaus noch sehr viel Land, das zu bestellen, zu pflegen und abzuernten war. Er erklärte sich schon zwei Jahre vor dem Praktikum bereit, Till-Philipp als Schülerpraktikant zu nehmen. Das machten wir den Lehrkräften bekannt, um zu zeigen, daß wir keine Mühe scheuen in der ‚schulischen' Unterstützung für unseren Sohn, obgleich das Praktikum eine Schulveranstaltung ist.

Der Termin für das Praktikum war auf Ende Februar und Anfang März 2003 festgelegt und sollte drei Wochen dauern. Im Oktober und Januar vor dem Praktikum wurden die operativen Eingriffe zur Beseitigung des Grauen Star auf beiden Augen von Till-Philipp unaufschiebbar. Danach mußten die Augen vor chlorhaltigem Wasser geschützt werden, weshalb eine Teilnahme am Schwimmunterricht nicht möglich war, aber auch vor Staub und Bazillen, wie sie in einem landwirtschaftlichen Betrieb anfallen. Nur auf diese Weise konnte eine nachoperative Entzündung der Augen vermieden werden.

Demzufolge mußten wir umdisponieren und einen Betrieb finden, der von seiner Art her einen geistig behinderten jungen

Geistig behinderter Schüler absolvierte Hotel-Praktikum

Altes Kaffeehaus in Wolfenbüttel reagierte vorbildlich

SCHANDELAH. Till-Philipp Spanier aus Schandelah ist der erste geistig behinderte Schüler, der sein Praktikum in einem Betrieb des ersten Arbeitsmarktes im Landkreis, dem Parkhotel Altes Kaffeehaus in Wolfenbüttel, absolviert hat.

Der 15-Jährige besucht eine Integrationsklasse im neunten Jahrgang an der Integrierten Gesamtschule Querum in Braunschweig, was durch den Einsatz seiner Eltern möglich wurde. In dieser Woche präsentierten die Schüler ihre Erfahrungen.

Das Parkhotel Altes Kaffeehaus reagierte spontan zustimmend auf die Anfrage von Till-Phillips Eltern, ob in diesem Betrieb ein Praktikum ihres Sohnes möglich sei. Die unkomplizierte Handhabung überraschte die Eltern, ihrerseits war erstmalig keine Überzeugungsarbeit zu leisten. Für den Betrieb war es selbstverständlich und die Behinderung kein Anlass, das Praktikum zu verwehren.

Die Betreuerin sah in Till-Philipp einen jungen Mann, der zu arbeiten verstand, der andererseits ein erfrischendes Moment in den betrieblichen Alltag einbrachte. Ein besonderer Dank der Eltern gilt daher diesem Betrieb.

Für die Eltern ist damit deutlich geworden, was sie schon immer vermutet hatten, nämlich dass der erste Arbeitsmarkt Behinderten nicht generell verschlossen bleiben muss. Wie der Weg von Till-Philipp nach Abschluss der 10. Klasse in den ersten Arbeitsmarkt gelingen kann, ist durch das Praktikum bedeutend deutlicher geworden.

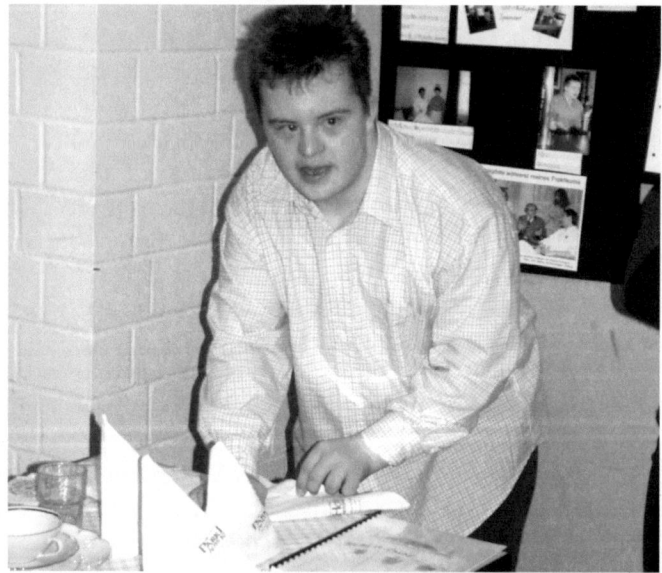

Hatte viel Freude an seinem Praktikum im Parkhotel Altes Kaffeehaus und war der Liebling der Mitarbeiter: Till-Philipp Spanier. Foto: privat

Wolfenbütteler Zeitung vom 22.03.2003

Mann beschäftigen konnte, d.h. also keinen Umgang mit gefährlicher Gerätschaft beinhaltete und eine möglichst staub- und bazillenfreie Umgebung bot. Eine uns wohlgesonnene Gärtnerei lehnte ab, weil sie nicht nur einen sehr hohen Kundendurchsatz hatte, sondern weil sich die Betreiber es sich nicht zutrauten. Wir hatten dafür Verständnis, das Verhältnis zu dieser Gärtnerei ist nach wie vor ungetrübt. Eine andere Gärtnerei war kurz vorher vom Vater auf den Sohn übergegangen, und dieser wollte keinen behinderten Schülerpraktikanten, geschweige denn Mitarbeiter.

Die nächste Branche, die unserer Ansicht nach für ein Praktikum tauglich schien, war das Hotelgewerbe. Dabei erfuhren wir, daß einige Hotels überhaupt keine Praktikanten aufnahmen. Ein großes Haus in Braunschweig hätte ihn gern genommen, doch war das Kontingent für den Zeitraum schon erfüllt. Ein anderes Haus, das Parkhotel ‚Altes Kaffeehaus' in Wolfenbüttel, machte zu unserer Verwunderung und Erleichterung sofort eine Zusage.

Sein Praktikum verlief komplikationsfrei. Er wurde mehrmals von der Sonderschulpädagogin im Hotel aufgesucht. Mit ihr fertigte er auch seine Praktikummappe, für die uns keine Beurteilung bekannt wurde.

Bei der Präsentation in der Schule war er der einzige der drei geistig behinderten Schüler, der sein Praktikum außerhalb einer Werksatt für Behinderte absolvierte.

Nach dem Praktikum fragten wir Till-Philipp häufig, wo er denn nach der Schule gerne arbeiten möchte, auf einem Bauernhof oder in einem Hotel. Seine Antwort war stets „auf dem Bauernhof". Das Viehfüttern war so fest in ihm verankert, daß er sich keine andere Beschäftigung als für ihn zufrieden stellend vorstellen konnte.

In unserer mittelbaren und unmittelbaren Umgebung war es sehr unwahrscheinlich, einen Landwirt zu finden, der ihn beschäftigen würde. Das zeigte auch eine Bewerbung als Praktikant in einer Landwirtschaftlichen Gemeinschaft, die sich für den ökologischen Landbau entschieden hatte. Keiner dieser Gemeinschaft hatte Zeit genug, um sich um den behinderten Till-Philipp so zu kümmern, wie sie es als notwendig erachteten bzw. es erforderlich gewesen wäre.

Im Rahmen eines nachgeholten Gespräches des letzten Eltersprechtages trugen die Lehrkräfte die Idee eines zweiten Praktikums an uns heran. Wir griffen diesen Vorschlag umgehend auf und verwendeten die Zeit vor und während der großen Sommerferien darauf, für Till-Philipp einen Praktikumplatz zu besorgen, bei dem er auch mit Tieren beschäftigt war.

Die einzige Institution, die noch mit Tieren zu tun hatte, war ein Zoo bzw. zoologischer Garten. Braunschweig hatte einen kleinen Zoo, der weitaus größere befand sich in Hannover. Braunschweig lehnte ab, weil sie es der Raubtiere wegen für zu gefährlich hielten, obgleich der Zoo über mehr ‚harmlose' Tiere verfügte. Der Zoo in Hannover fand sich bereit, Till-Philipp ein zweiwöchiges Praktikum in der Abteilung der Flußpferde, Pelikane und Flamingos zu gewähren.

Diese zwei Wochen hatte Till-Philipp sehr genossen. Reinigen der Flußpferdställe, Bereitstellen des Futters und Zubereiten des Futters für die Großvögel waren die Tätigkeiten, in denen Till-Philipp förmlich aufging.

Die Möglichkeit einer Beschäftigung nach der Schulzeit sahen die Verantwortlichen nicht, weil die Arbeiten selbständig zu erledigen waren, und dazu war Till-Philipp nach deren und auch nach unserer Meinung wahrscheinlich erst in vielen Jahren in der Lage.

Meine Frau fertigte mit Till-Philipp zusammen nach seinen Vorstellungen eine Praktikummappe, die er Ende September zusammen mit einer Beurteilung des Sonderschulpädagogen zurück erhielt. Die Beurteilung hatte folgenden Wortlaut:

»*Lieber Till-Philipp,*
du hast eine sehr schöne Praktikumsmappe abgegeben. Die Beschreibung, was jeden Tag im Stall der Flusspferde getan werden muss, ist gut.

Auf den Bildern sind deine Tätigkeiten gut zu erkennen. Auch beim Zubereiten des Futters für die Kuhreiher und Flamingos hast du tatkräftig mit angepackt.

Das Rezept möchte ich allerdings nicht ausprobieren, wer mag schon Eier mit Schale?!

Du hast im Praktikum gut gearbeitet und es hat dir bestimmt viel Freude bereitet. Bei meinem Besuch konnte ich mich von beidem überzeugen.

Aus dem Gespräch mit deinen Betreuern weiß ich, dass auch sie von dir und deiner Arbeit einen positiven Eindruck hatten.

Braunschweig, 30.9.2003«

In beiden Praktika hatte Till-Philipp das bestätigt bekommen, was er schon im bayerischen Bauernhof kennen gelernt hatte: Er wußte, was arbeiten heißt. Die oben genannte, nun um den Zoo erweiterte Frage, wo er denn nach Schulabschluß arbeiten wolle, beantwortete er nach wie vor mit Bauernhof.

Seine Erfahrungen auf dem Bauernhof waren gewiß zu einseitig. Die Arbeit dort umfaßte mehr als nur Kühe füttern. Aber die Wahrscheinlichkeit, auf einem Bauernhof eine Beschäftigung zu finden, war einfach nicht gegeben. Wenn wir es geschafft hätten, ihm das zweite Praktikum auf einem Bauernhof zu ermöglichen, hätte er enttäuscht werden können, weil gerade zu der Tageszeit das Füttern der Kühe im Stall möglicherweise nicht anstand.

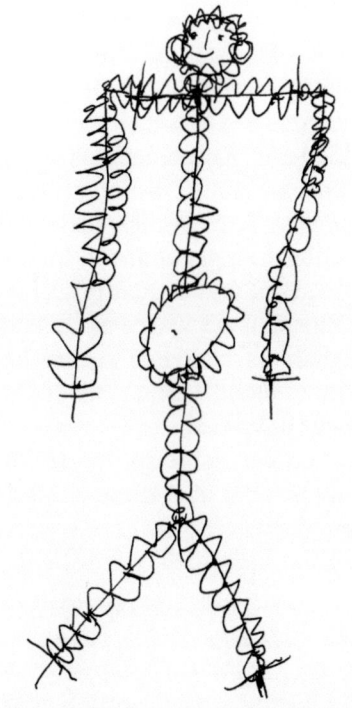

Mann mit Knochen 22.09.2001

13. Klassenfahrt

Mit einer Ausnahme fand jedes Jahr eine mehrtägige Klassenfahrt statt. Till-Philipp nahm an den ersten Fahrten teil. Nach der Fahrt in der siebenten Klasse an den Müritzsee entstieg er dem Zug in einem Zustand, den als verwahrlost zu bezeichnen recht zutreffend war. Außerdem war er auch sichtlich erschöpft. Nach Auskunft des Sonderschulpädagogen hatte er während der Zugfahrt die Toilette aufsuchen müssen, vermutlich wegen Durchfall mit Bauchschmerzen.

Das hatte er auch im häuslichen Umfeld mehr oder weniger oft, aber nicht regelmäßig. Unser Kinderarzt konnte uns nichts über die Ursache sagen. Wir beobachteten es recht genau, erst meinten wir, es sei eine Reaktion auf heißes Fett, dann hatten wir den Verdacht auf hohe Tagestemperaturen, ein anderes Mal meinten wir, es trete nach körperlicher Anstrengung auf. Keine der von uns vermeintlich erkannten Ursachen waren reproduzierbar, auch nicht in den verschiedenen Kombinationen.

In seiner Vorschulzeit hatte Till-Philipp das Phänomen, daß er aus uns nicht erkannten Gründen spucken mußte, mitunter kam dabei sogar seine zuletzt eingenommene Mahlzeit wieder heraus. Auch das konnte uns kein von uns aufgesuchter Mediziner erklären. Kurz vor der Einschulung wurde es seltener, bis es ganz ausblieb. Ähnlich verhält es sich mit seinen kolikartigen Bauchschmerzen und seinem damit verbundenem Durchfall. Je älter er wurde, um so seltener trat es ein.

Geraume Zeit nach der Fahrt an den Müritzsee erhielten wir die Aufsätze, die die Schüler über diese Klassenfahrt zu schreiben hatten, in zusammengehefteter Form. Zwei Aufsätze fielen uns dabei besonders auf. In ihnen hieß es wörtlich:

»Dann saßen die Lehrer auch noch auf dem Flur. Sie haben uns gedroht, wenn wir nicht leise sind, müssen wir bei ihnen schlafen. **** musste bei Till-Philipp schlafen, obwohl er nichts gemacht hatte. Till-Philipp hat die ganze Zeit geschnarcht und ihm lief die rotze aus der Nase. Das fand der gar nicht gut!! Dann mußten wir leider schlafen, weil die Lehrer auf dem Flur sasen«

Der Wortlaut ist eins zu eins übernommen, der Name des Jungen ist durch Sterne gekennzeichnet. In dem zweiten Aufsatz fand sich die Wortstellung:

> »*15 Min. später kam **** heraus und kriegt natürlich ????[8] weil Herr ***** gesagt hat wer aus dem Fenster steigt und in die zimmer der anderen geht kriegt ein Anruf zu Hause, (mitten in der Nacht) deshalb musste er bei Till-Philipp schlafen. Niemand kam aus seinem Zimmer*«

Unser Sohn als Strafmedium! Das war für uns absolut neu und nicht nachvollziehbar. Aus den Aufsätzen ging zwar nicht hervor, ob es die Schüler als Strafe empfunden hatten, in Till-Philipp's Zimmer schlafen zu müssen, oder ob es schon vorher von den Lehrern als Strafe angekündigt wurde. Die Schüler werden es auf jeden Fall vor Ort als Strafe empfunden und es in ihren Aufsätzen schon deshalb als Strafe artikuliert haben.

Wenn in den Aufsätzen solche Bekenntnisse Eingang finden konnten, dann ließ dies deutlich werden, wie die Lehrkräfte mit dem Begriff Integration umgingen. Bestätigt wurde das durch die Verharmlosung besagter Formulierungen durch einen Tutor im zweiten pädagogischen Gespräch. Gehört es an dieser IGS mit zum Konzept, das oder eines der zu integrierenden behinderten Kinder zum Strafvollzug seiner Mitschüler zu mißbrauchen?

Wir hatten daraus und aus seiner Verwahrlosung, in der er dem Zug entstieg, die Konsequenz gezogen und ihn an keiner Klassenfahrt mehr teilnehmen lassen. Das rief zunächst einige Wochen vor der Klassenfahrt in der neunten Klasse in die Nähe nach Dresden den Protest seiner Mitschüler hervor. Der Klassenrat forderte Till-Philipp in einem Brief auf, seinen Mitschülern mitzuteilen, warum er an dieser Fahrt nicht teilnehmen möchte. Es sei der Gedanke aufgekommen, Schuld daran zu sein.

Uns war klar, von allein kann der Klasse kein schlechtes Gewissen gekommen sein. Es war aber auch klar, daß dieser Brief eigentlich an uns gerichtet war. Denn was sollte die Schüler davon abgehalten haben, Till-Philipp ohne Brief direkt zu fragen?

Wie sollten wir reagieren? Sollten wir direkt vor die Klasse treten und dort erklären, daß wir es nicht dulden könnten, wenn Till-Philipp als Strafmedium dienen mußte und nach einer Fahrt

---

[8] Das Wort war zu unleserlich geschrieben

verwahrlost zurückkehrte? Hatten wir also das Recht, vor den Schülern die sie unterrichtenden Lehrkräfte in ein solch negatives Licht zu stellen? Nein, entschieden wir, wir hatten nicht das Recht dazu.

Wir schrieben der Klasse eine Antwort. Darin lobten wir die Schüler zunächst ob der guten Aufnahme von Till-Philipp im Klassenverband. Wir erwähnten, daß er auf direkte Fragen nicht immer in der gewünschten Deutlichkeit antwortete, sondern mit seinem Handschuh oft in Selbstgespräche verfiel und sich die Schüler wahrscheinlich untereinander und mit den Lehrkräften darüber austauschten.

Sein Zustand nach der Klassenfahrt an den Müritzsee thematisierten wir ebenso wir sein Funktion zum Strafvollzug am Müritzsee, was uns natürlich schon sehr geschmerzt hatte. Wir schlußfolgerten daraus, daß den Lehrkräften während einer solchen Fahrt nicht ausreichend Zeit blieb, um beispielsweise auf Till-Philipp's Hygiene zu achten.

Als dritten Punkt führten wir noch seine Augen an, die so kurz nach der Operation noch zu empfindlich waren, um sie mehr oder weniger unkontrolliert Situationen auszusetzen, in denen Staub und Bazillen unumgänglich waren.

Einige Tage nach unserem Schreiben an die Klasse erreichte uns ein Brief der beiden Tutoren, der laut Datum einen Tag vor dem Brief des Klassenrates geschrieben wurde. Darin ist von der Respektierung unserer Entscheidung die Rede, aber auch von der Enttäuschung für Till-Philipp und für die Klasse. Nach Rücksprache mit der Schulleitung bestünde während der Klassenfahrtswoche keine Betreuungsmöglichkeit, da alle Klassen unterwegs wären.

Till-Philipp war nicht enttäuscht, er wird gar nicht in der Deutlichkeit mitbekommen haben, daß überhaupt eine Klassenfahrt stattfand. Ob die Klasse enttäuscht war, kann ich nicht beurteilen. Einige werden froh gewesen sein, daß es damit keine Möglichkeit gab, bei dem geistig behinderten Mitschüler schlafen zu müssen, der schnarcht und dem 'der Rotz aus der Nase läuft'.

Ich mußte das einfach annehmen, da sich die Klasse zu keiner aufklärenden Antwort bereitgefunden hatte und die Tutoren in ihrem Schreiben darauf überhaupt nicht eingegangen waren. Ich setze hier voraus, daß ihnen unser Schreiben bekannt war, da beide auch das Schreiben des Klassenrates mit unterzeichnet hatten.

Informationen über die Klassenfahrt in die Nähe von Dresden rechtfertigten im Nachhinein unsere Entscheidung. Die Fahrt war nach Ansicht der Schüler sehr anstrengend, die Tage waren prall ausgefüllt, Schülerfreizeit gab es sehr wenig. Für einen Menschen mit erhöhtem Harmonie- und Ruhebedarf wäre es keine angenehme Fahrt gewesen. Zudem schien uns auch die verbliebene Tageszeit zu knapp bemessen, um auf eine akzeptable Hygiene von Till-Philipp zu achten. Denn gerade auch das war bei der Fahrt an den Müritzsee völlig vernachlässigt worden. Offensichtlich gingen die Lehrkräfte von einer weiter fortgeschrittenen Selbständigkeit aus, die aber bei Till-Philipp noch nicht gegeben war.

Das Schreiben der Tutoren ließ offen, ob in der Klassenfahrtswoche für ihn Unterricht stattfinden wird oder nicht. Es wurde nur festgestellt, daß in dieser Zeit keine Betreuungsmöglichkeit bestünde. Andere Mitschüler von Till-Philipp, die ebenfalls nicht an der Klassenfahrt teilnahmen, hatten in dieser Woche Unterricht. Die kurz aufgetretene Frage, ob Till-Philipp überhaupt in dieser Schule am Unterricht teilnahm, oder ob er nur betreut wurde, wie es das Schreiben der Tutoren suggeriert, ließen wir unbeachtet.

Nach dem Erlaß vom 30.06.1997 ist die Teilnahme an Klassenfahrten mit Übernachtung freiwillig. Dieser Erlaß schreibt in Punkt 4.2 Satz 2 vor, daß nach Anweisung der Schule Schüler, die nicht an Klassenfahrten teilnehmen, andere Unterrichtsveranstaltungen zu besuchen haben. Das bestätigte mir das Kultusministerium.

Nachfragen bei der Schulbehörde der Nochbezirksregierung unter Erwähnung, daß wir gewillt waren, auf jeden Fall die Schulpflicht zu erfüllen, bestätigte uns der zuständige Dezernent zunächst die Befreiung von der Schulpflicht für diese Woche. Mit einem weiteren Schreiben wurden wir dann etwas später darüber informiert, daß Till-Philipp in dieser Woche nun doch Unterricht hatte.

14. Ein Tutor verliert die Fassung

Meine Frau brachte wie jeden Schultag unseren Sohn auch zwei Schultage vor dem Praktikum im Hotel in Wolfenbüttel zur Schule und begleitete ihn bis zur 2. Etage, in der sich das Klassenzimmer befand. Der Englisch-Tutor bat unseren Sohn mehrmals, in das Klassenzimmer zu gehen, ohne das unser Sohn Anstalten machte, diese Anweisungen zu befolgen. Anscheinend war Till-Philipp wieder auf das Erzählen mit seinem Handschuh zu konzentriert, um zu bemerken, daß er angesprochen wurde.

Meine Frau war der Ansicht, dies sei zu schulrelevant, um sich einzumischen. Sie ging, die Etagentür schloß sich hinter ihr. Als sie eine Treppe tiefer war, hörte sie den Englisch-Tutor nicht schreien, sondern brüllen, er solle jetzt das tun, was ihm aufgetragen worden sei, nämlich in den Klassenraum zu gehen. Gemeint war also unser Sohn. Es ist erstaunlich, zu welchen emotionalen Reaktionen sich ein Tutor hinreißen ließ, wenn ein geistig behinderter Schüler seinen Anweisungen nicht umgehend nachkam!

Warum ein Zugehen auf Till-Philipp für diese Lehrkraft nicht möglich war oder nicht in Frage kam, ist mir nicht ganz einsichtig. Es mag mit einer Art Verletzung zu tun gehabt haben, die Till-Philipp ihm in dieser Situation unbewußt dadurch zugefügt hatte, daß er ihm die gebührende Autorität nicht zuerkannte.

Um einen unnötigen emotionalen Ausbruch ihrerseits zu verhindern, ging meine Frau ihres Weges und informierte die Sozialpädagogin beim Abholen von Till-Philipp nach dem Unterricht über dieses Vorkommnis und ergänzte ihre Information, daß wir Till-Philipp die Klassenfahrt im Mai nach Sachsen nun nicht mitmachen lassen könnten. Sie begründete dies: Wir halten das Risiko zu groß, Till-Philipp fünf volle Tage dem Englisch-Tutor auszusetzen, ohne die Garantie zu haben, daß sich ähnliches dort nicht wiederhole. Diese Garantie könnte uns niemand geben. Damit würden wir vermeiden, daß ein Mitschüler im Falle seines Ungehorsams bei Till-Philipp im Zimmer wird Strafschlafen müssen, und wir würden damit auch vermeiden, daß Till-Philipp erneut von einer Klassenfahrt erkennbar verwahrlost zurückkehrt.

Wir waren erschrocken, um nicht zu sagen entsetzt, über diese pädagogische Maßname eines Schulpädagogen, unseren geistig behinderten Sohn zum Gehorsam zu bringen. Nach unseren Erkundigungen und eigenen Erfahrungen gab es geeignetere Maßnahmen, um ein stark entwicklungsverzögertes Kind, das nach den Rahmenrichtlinien der Sonderschule für geistig Behinderte unterrichtet wurde, gefügig zu machen bzw. an die menschliche Norm heranzuführen.

Uns hatte das sehr stark an eine Formulierung in seinem Lernentwicklungsbericht für das erste Halbjahr der sechsten Klasse erinnert. Sie hatte den Wortlaut:

> *»Leider gibt es auch etwas zu berichten, was nicht so schön ist. Es fällt dir in einigen Situationen sehr schwer, gleich bei der ersten Aufforderung zu tun, was du tun sollst. Wir müssen viel zu oft erst mit dir schimpfen, bevor du auf uns hörst. Es wäre schön, wenn wir gemeinsam eine Lösung dafür finden. Was meinst du?«*

Ich will nicht behaupten, daß dieses Schimpfen zum Brüllen mutiert ist oder schon immer das Brüllen war. Wenn aber in einem ‚pädagogischen' Gespräch im Frühjahr 2002 mit dem Schulleiter, den Tutoren und der Sozialpädagogin der Englisch-Tutor von einer *»psychosomatisch bedingten Abneigung gegen die Schule«* seitens von Till-Philipp sprach, ließ sich nun erahnen, wenn sie denn wirklich existent war, wodurch sie hatte entstehen können. Für uns war bei Till-Philipp ein störendes Moment im direkten Zusammenhang zwischen Körper und Seele, also ein Psychosomatik, nicht erkennbar geworden.

Am darauf folgenden Tag wurde meine Frau von diesem Tutor auch nicht mehr gegrüßt. Er grüßte sonst immer in höflichster und gut manierlicher Form. Als meine Frau am zweiten Tag des Praktikums in der Schule etwas unterschreiben lassen mußte, kam ihr der Tutor in der Nähe des Sekretariats ohne Gruß entgegen. Als meine Frau das Sekretariat wieder verließ, begegneten sie sich wieder. Hierbei ergriff der Tutor die Initiative und entschuldigte sich.

Dieses Tutorenverhalten bestärkte uns neben den oben schon erwähnten Gründen in der Absicht, Till-Philipp an der Klassenfahrt in die Nähe von Dresden nicht teilnehmen zu lassen. Wir waren nicht in der Lage abzuschätzen, ob dieses Brüllen ein Einzelfall war oder ob es hin und wieder auf der Tagesordnung stand.

Wir wollen nicht behaupten, daß Till-Philipp immer die Anweisungen der Lehrkräfte und anderer Menschen sofort befolgte.

In seinen beiden Praktika war er allerdings folgsam, da erledigte er die ihm aufgetragenen Arbeiten und Tätigkeiten sofort.

Wenn Till-Philipp auf eine Weise zurechtgewiesen wurde, wie z.B. durch ein Anbrüllen, dann kroch er in sich hinein und kam in aller Regel für eine lange Zeit nicht wieder heraus. Man mußte dann auf ihn zugehen, um ihn wieder in den Zustand davor zu versetzen. Das hatten wir zu Beginn der Schulzeit in der Schule bekannt gemacht.

Wenn dies in der Schule passierte, könnten wir ihn spätestens nach dem Ende des Unterrichts wieder aufmuntern. Wie ist das aber, wenn so etwas auf einer Klassenfahrt geschieht? Da wird es keinen geben, der ihn aus seinem ‚Schmollwinkel' herausholt.

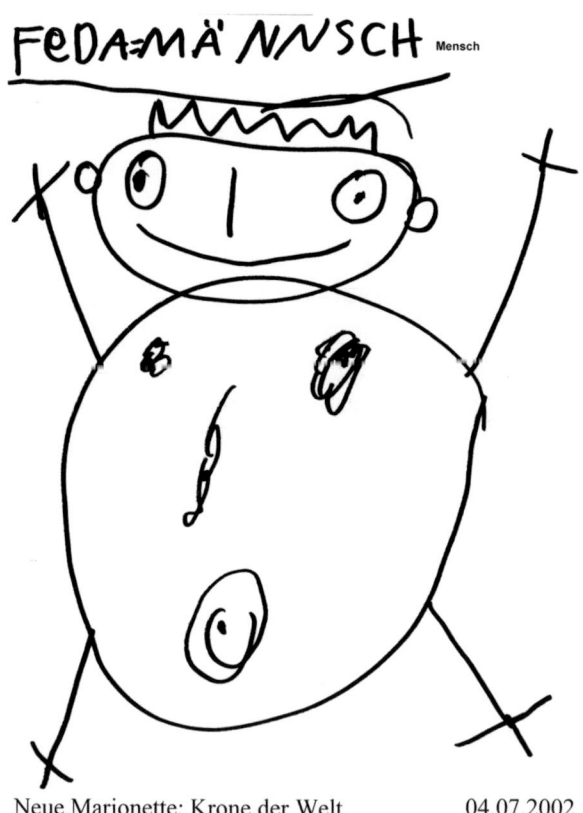

Neue Marionette: Krone der Welt   04.07.2002

15. Elternabende

Die Elternabende unterschieden sich wahrscheinlich nicht von denen anderer Klassen, in denen keine Integration durchgeführt wurde. Es wurde alles besprochen, was alle Schüler betraf, auch die behinderten Schüler.

In Angelegenheiten, die sich nur für die behinderten Schüler ergaben, wurden im Rahmen der Elternabende die Eltern separat angesprochen, indem die entsprechende Lehrkraft sich zu den Eltern setzte und mit leiser Stimme die Angelegenheit zu besprechen sich anschickte.

Somit wurde vermieden, die Eltern der nicht geistig behinderten Kinder mit den spezifischen Problemlagen der behinderten Kinder zu belasten. Ich halte dieses Vorgehen für untypisch in einer Integrationsklasse.

Die Eltern hatten sich bewußt für diese Klasse entschieden. Es gab somit überhaupt keine Veranlassung, ihnen gegenüber die Angelegenheiten, die spezifisch die geistig behinderten Schüler betrafen, unter Verschluß zu halten.

Eine Rücksichtnahme den Eltern der behinderten Kinder gegenüber kann ich ausschließen. Wenn es sich um eine solche gehandelt hatte, hätten die Lehrkräfte doch nur die betroffenen Eltern zu fragen brauchen, ob sie Wert auf eine Rücksichtnahme legen. Gerade auf die Beiträge der nicht betroffenen Eltern zu diesen Themen war ich gespannt.

Der letzte Elternabend vor dem ersten Praktikum sei hier stellvertretend anskizziert. Nach dem Ende des allgemeinen Teils kam der Sonderschulpädagoge an unseren Tisch und wollte das Praktikum von Till-Philipp besprechen. Aber es gab aus unserer Sicht nichts zu besprechen. Ich sagte ihm, wir hätten ihm doch schon vor zwei Jahren gesagt, daß wir schon einen Betrieb hätten (Landwirtschaftsbetrieb in Hahnenhorn). Auch daß wir der Operationen an den Augen von Till-Philipp wegen einen anderen Betrieb gefunden hatten (Parkhotel ‚Altes Kaffeehaus in Wolfenbüttel), hätten wir sofort mitgeteilt. Wir hätten also keinen Gesprächsbedarf. Darauf ging er wieder, und hinterließ in uns den Eindruck einer Enttäuschung.

Nach der Präsentation kam uns die Idee, was er möglicherweise besprechen wollte. Die anderen beiden geistig behinderten

Schülerinnen absolvierten ihr Praktikum in einer Werkstatt für Behinderte der Lebenshilfe. Wir hielten es für nicht ausgeschlossen, daß der Sonderschulpädagoge dort auch für Till-Philipp einen Praktikumplatz erwirkt hatte, obgleich ihm unsere ablehnende Meinung über die Werkstätten für Behinderte bekannt war.

Wir hatten sie einmal anläßlich eines Elternsprechtages zu Beginn der IGS-Schulzeit dem Sonderschulpädagogen mitgeteilt. Er vermochte uns damals in unserer Argumentation nicht zu folgen. Er fand es bedauernswert, daß wir Till-Philipp nach der Schule nicht in einer solchen Werkstatt beschäftigt sehen möchten.

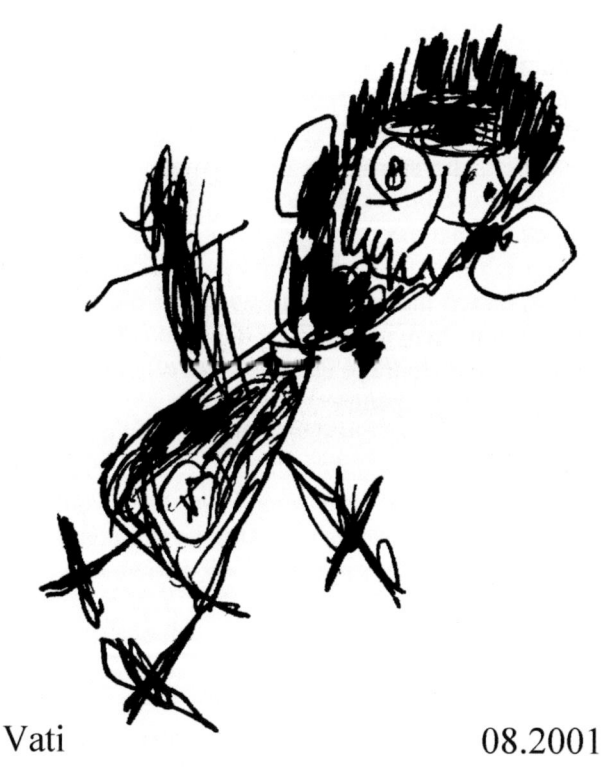

Vati   08.2001

16. Freizeit

Ich erlebte Till-Philipp nicht sofort nach dem Unterrichtsende, sondern erst wenn ich nach Dienstschluß nach Hause kam. Von sich aus erzählte er kaum etwas oder gar nichts von der Schule. Das hatte er mit den meisten seiner Klassenkameraden gemeinsam.

Wenn ich ihn auf die Schule ansprach, erwiderte er sehr häufig »*weiß nicht*«. Das ist nun kein Zeichen eines schwachen Kurzzeitgedächtnisses, sondern er gab damit zu verstehen, daß er momentan nicht darüber reden wollte, was er in der Schule erlebt hatte. (Er verwendete diese beiden Wörter auch, wenn er etwas wiederholen sollte, aber aus uns kaum bekannten Gründen nicht tun wollte.)

Das mußten nun nicht immer für ihn unangenehmen Situationen sein, die sich ergaben, wenn er nicht umgehend das tat, was man von ihm verlangte, wie z.B. das Anbrüllen, was meine Frau einmal miterlebt hatte, ohne daß der brüllende Tutor das wußte. Es kamen da auch geringer dimensionierte Ereignisse oder Situationen in Frage.

Unser Sohn war im Prinzip ein ausgeglichener Mensch, der aber dann aus dem seelischen Gleichgewicht geriet, wenn sich plötzlich die Stimmung änderte und er nicht den Grund erkannte. Im häuslichen Umfeld geschah das äußerst selten. Er mußte dann von einem anderen wieder zurück in die ‚Realität' geholt werden. Als Beispiel sei folgende Situation geschildert:

Am Wochenende frühstückten wir immer recht ausgiebig. Bei seinem ersten Brötchen war die Buttermenge, die er pro Brötchenhälfte aufnahm, ausreichend. Beim zweiten Brötchen nahm er sehr häufig zu viel Butter als Grundbelag. Wenn er beim Nachfassen der Butter von mir gesagt bekam, er habe schon genug Butter genommen, konnte es vorkommen, daß er dann so ‚gekränkt' war, daß er zu weinen begann. Dies war in der Hauptsache von dem von mir angeschlagenen Ton abhängig. Wiesen wir ihn mit entgegenkommenden Worten auf die von ihm zuviel aufgenommene Butter hin, protestierte er zwar, ließ sich aber die überschüssige Butter ohne jede Gemütsausbruch und Gegenwehr vom Brötchen nehmen.

Es konnten also auch leichte Kränkungen sein, die ihn mitunter aus der Fassung brachten. Ob und in welcher Häufigkeit und Art so etwas in der Schule geschah, entzog sich meiner Kenntnis. Daß es für Till-Philipp aber unangenehme Situationen gab, schließen wir aus seiner Antwort »*weiß nicht*«.

Bei mehrfachen Nachfragen gab er Antwort über seine Schulerlebnisse. Meine Fragen sollten ihn veranlassen zu sagen, welche Lehrkräfte er gehabt hatte und was im Unterricht gemacht wurde. Wenn man so will, waren es Kommunikationsübungen.

Ob seine schulischen Leistungen dem Stand des entsprechenden Jahrganges der zuständigen Sonderschule entsprachen, kann und will ich nicht beurteilen. Weder seine Lernentwicklungsberichte gaben darüber Aufschluß noch seine Tutoren. Ob man uns Eltern darüber im Ungewissen lassen wollte, um eine mögliche Kritik zu vermeiden, vermag ich nicht zu sagen.

Seine Lesefähigkeit verbesserte sich in den letzten Jahren kaum bzw. nur sehr nuanciert und langsam. Das mag mit seinen Augen zusammen gehangen haben. Zum Zeitpunkt der Operation des rechten Auges hatte dieses, wie schon erwähnt, nur noch eine Sehkraft von 8%, das linke hatte etwa 20%. Daß er bis zu diesem Zeitpunkt auch zu Hause noch hat lesen können, halte ich für eine große Leistung von ihm.

Mathematik war für ihn außerordentlich schwer. Von vielen nicht behinderten (ehemaligen) Schülern wußte ich, daß gerade die Mathematikleistung bei vielen von der Fähigkeit der Lehrkraft abhing, den Lehrstoff gut verständlich zu vermitteln. Da konnte es vorkommen, daß bei einem Wechsel der Lehrkraft schlagartig auch die Leistung in diesem Fach deutlich besser wurde.

Ich will und kann hier nicht die Fähigkeit der ihn Mathematik unterrichtenden Lehrkraft oder Lehrkräfte beurteilen. Aus vielen Gesprächen mit Sonderschullehrern für Kinder mit Lernhilfebedarf aus unserem privaten Bekanntenkreis konnte ich aber Rückschlüsse ziehen, daß unserem Sohn beispielsweise der Zehnerübergang nicht mit der erforderlichen Didaktik vermittelt wurde.

Ich hatte das dadurch überprüfen können, indem ich mir die Art der Wissensübermittlung erklären ließ und bei Till-Philipp mit Erfolg getestet hatte. Aus Zeitgründen hatte ich das leider nicht in der gebotenen Häufigkeit mit unserem Sohn weiter vertiefen können.

Seine Freizeit war vielgestaltig und abwechslungsreich. Nach der Schule spielte er häufig mit seinen Playmobil-Spielsachen. Er änderte dabei das Aussehen der Figuren nach seinen Vorstellungen, indem er auch die Köpfe bzw. Perücken austauschte, soweit dies möglich war. Oft mußten die veränderten Figuren den Personen in den Stücken der Augsburger Puppenkiste gleichen.

Fast ebenso häufig mußte er oft ausdauernd schaukeln. Auch das diente dem Ausgleich seines Inneren. Dabei redete er sich alles von der Seele, was ihn bewegte oder beschäftigte oder was er in der Schule erlebt hatte.

Oft war er auch an seinem Computer und »*muß(te) arbeiten, wie Vati das macht*«. In der Regel erfolgte das im weiteren Verlauf des Tages. Er hatte verschiedene CD's, die neben vielen kindgerecht aufbereiteten Informationen auch Spiele enthielten, die aber nicht vergleichbar waren mit dem, was allgemein unter Computerspielen verstanden wird. Hin- und wieder schrieb er auch seine ‚Texte' mit einem Schreibprogramm, das er so beherrschte, daß er neben der Schriftart auch die Schriftgröße zu verändern wußte und seine Texte abspeichern und ausdrucken konnte.

Wie schon angedeutet schaute er sich gerne die Stücke der Augsburger Puppenkiste an, die wir im Fernsehen auf Videoband aufgenommen hatten. Aber auch einige Serien im Kinderkanal des deutschen Fernsehens wie ‚Heidi', ‚Nils Holgersson' oder ‚Wickie und die starken Männer' schaute er sich sehr gern an.

Mitunter verlangte er auch Aufnahmen aus seiner Zeit als Baby bis heute zu sehen. Dann mußten wir entweder in unserem Diaraum im Keller mit ihm Dias anschauen, oder eine der Videoaufnahmen auflegen.

Großes Interesse hatte er auch an vielen Themen seiner Bücher, z.B. über die Aufgaben der Feuerwehr, die Organe des Menschen, Menschen in der Steinzeit, die Ritterzeit und auf dem Bauernhof.

Mit seinen umfangreichen Sammlungen von Autos jeder Art und Größe sowie von Tieren vom Säbelzahntiger oder Mammut bis zur Kuh oder Ziege war er zuweilen auch sehr intensiv beschäftigt.

So inszenierte er Autounfälle, wie er sie in der Tagesschau gesehen hatte. Oder er baute sein Bauernhaus von Playmobil zum Bauernhof aus, indem er seine zahlreichen Kühe, Enten, Hühner,

Schafe und Ziegen dazu stellte, die er dann mit gemähtem echtem Gras als Futter versorgte. Jede Tierart war mit einem Zaun getrennt.

Er ließ sich auch von dem, was er in seinem Alltag erlebte, inspirieren. So spielte er mitunter den Tierarzt nach, den wir gelegentlich mit seinem Kater Mikesch aufsuchen mußten. Dann wurde sein Mikesch ‚operiert' oder er ‚bekam eine Spritze', wurde mit seinem Stethoskop ‚abgehört' oder bekam einen Verband angelegt. Da naturgemäß sein Kater sich die Behandlung nie gefallen ließ, suchte er sich als Katerersatz ein geeignetes Stofftier. Als er noch eine Zahnspange trug, waren wir auch schon mal seine Patienten. Bei diesen Spielen hatte er sich immer eine Zahnarztpraxis eingerichtet.

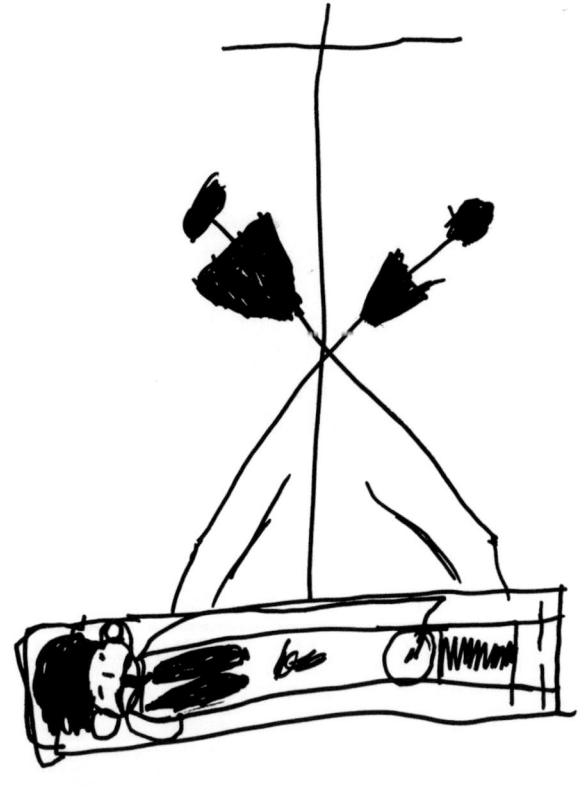

Bandbeißer auf dem Friedhof   25.07.2003

Als er sein Praktikum im Zoo Hannover absolvierte, fuhr er mit meiner Frau im Zug nach Hannover. Nach wenigen Tagen war er damit beschäftigt, die Tasche der Zugbegleiter nachzugestalten: Eine kleine schwarze Tasche, an deren einer Seite ein Handy befestigt war.

Im Sommer suchte er sich geeignete Gegenstände zusammen, um einen Grill nachzubauen. Als Grillgut verwandt er Kekse oder ähnliches, das er uns als gegrilltes Fleisch servierte.

Langeweile kannte Till-Philipp nicht. Wenn er vor dem Fernseher saß, schrieb oder malte bzw. zeichnete er nebenbei, war aber trotzdem auf das gezeigte Geschehen konzentriert. Nur wenn es für ihn sehr spannend wurde, hatte er schon mal seine ‚Nebenbeschäftigung' vergessen. Das bewies uns, daß er beim ersten pädagogischen Gespräch, bei dem er ja anwesend war, das Gesprochene durchaus mitverfolgt hatte. Wieviel er davon verstand, kann ich nicht sagen, daß es aber um ihn ging, wird er durchaus begriffen haben.

Seine Zeichnungen und Schriften enthielten auch Botschaften. Wenn er z.B. schrieb: »*Unterricht weglaufen*«, war es nicht undenkbar, daß in den Tagen zuvor im Unterricht für ihn Unangenehmes passiert war. Es konnte aber auch ein Scherz sein, wie er ihn mit Wort und Tat mit »*in andere Klasse gehen*« artikulierte. Wir gingen diesen Aussagen aber nicht auf den Grund.

Lange Zeit war sein Zeichnungsmotiv sein Kater Mikesch und ein Friedhof. Sein Kater, den er zumeist in Schwarz malte, weinte in der Regel große blaue Tränen, die als Riesentropfen an seinen Augen hingen oder ungehemmt aus seinen Augen strömten. Oft schrieb er dazu ‚Mikesch traurig' oder ‚Kater ganz traurig'.

Den Friedhof kannte er vom Besuch der Gräber unserer Eltern. Entweder malte er dazu mein Grab oder sich selbst im Grabe liegend. Verbal ging er mit dem Tod locker um, ohne Anzeichen von Traurigkeit. Obgleich er wußte, daß eine tote Fliege leblos lag, hatte er in Bezug auf Menschen keine feste Vorstellung, trotz seiner Zeichnungen.

Till-Philipp hatte auch eine Beziehung zu Jesu am Kreuz. In unseren Ferien in Bayern sah er am Wegesrand hin und wieder und in den Kirchen auch anderswo, die wir besichtigten, das Kreuz mit dem ‚toten Mann'. Als er von Bekanten in Bayern zwei Kreuze geschenkt bekam, war er nicht nur überglücklich und zeigte sie jedem, sondern zu Haus im Garten wurden sie aufgestellt. Daß sie bedeutend kleiner waren, gewissermaßen Handkreuze, störte ihn nicht. Er glich dies aus, indem er die Kreuze auf einem Brett befestigte, das groß genug war, um aufgestellt zu werden. Er wollte aber auch zwei kleinere Zaunpfähle, die sich im Garten befanden, als Kreuz zusammengebunden im Garten aufgestellt haben.

Wir überlegten nicht lange, ob wir ihn konfirmieren lassen sollten. Es gab nichts zu überlegen. Er war getauft, warum sollte er da nicht auch konfirmiert werden. Die Frage war, welcher Pfarrer sollte es tun. Der am Ort ansässige kam unsere Meinung nach nicht in Betracht, er hatte sich seinerzeit nicht dafür eingesetzt, daß Till-Philipp im örtlichen kirchlichen Kindergarten betreut werden konnte, obgleich wir bei ihm persönlich vorsprachen. In dem Nachbarort, dessen Kindergarten ihn gern aufgenommen hätte, aber nicht durfte, weil die Bezirksregierung dies nicht wollte, fanden wir einen Pfarrer, der bereit war, unseren Sohn seine Taufe bestätigen zu lassen und ihn damit als mündiges Mitglied in die Gemeinde aufnahm. Wenn er auch nicht völlig begriffen hatte, was da mit ihm geschah, so war er doch recht stolz und erfreut, und das nicht der Geschenke wegen oder des Festes mit den vielen Gästen. Till-Philipp ging gern zur Kirche und lieferte einen Beweis seiner Selbstsicherheit, die jeden Teilnehmer an der Konfirmation beeindruckte.

Er vermißte seine Großeltern, die er sehr früh verlor, sehr. Durch Gegenstände, die mit ihnen zu tun hatten, und durch Bilder hielt er seine Erinnerung an sie aufrecht. Ob er an den Gräbern realisierte, daß dort seine Großeltern lagen, unter der Erde, wie ‚eine tote Fliege', war schwer abzuschätzen. Wir hielten das Thema des Todes seiner Großeltern und anderer Menschen noch nicht für gekommen, um mit ihm darüber zu reden. Er wußte aber um die Reaktionen, die man am Grab zeigen konnte. Wenn er mit meiner Frau am Grab ihrer Eltern war, kam sie nicht umhin und vergoß ein paar Tränen. Bei späteren Besuchen blieb das aus, was ihn veranlaßte, seine Mutter zum Weinen aufzufordern.

Seine Späße waren mitunter kaum als solche zu erkennen. Das viel mir oft auch auf, wenn ich mit ihm Leseübungen betrieb. Ich las mit ihm das Buch „Das Leben auf dem Bauernhof" mit dem Text vom Olaf Hille Verlag der XENOS Verlagsgesellschaft, d.h.

er mußte es vorlesen. Jede der 340 Seiten ist reich illustriert und weist wenig Text auf. Das ‚ch' sprach er dabei lange Zeit hart wie in dem Wort ‚auch' aus. Sein Mienenspiel verriet mir dabei, daß für ihn diese bewußte Falschaussprache ein Scherz war, den er im Laufe der Zeit aufgab. Dann beobachtete ich, daß er ein ‚n' als letzten Buchstaben wie in ‚einen' als ‚m' aussprach. Hätte er es vorher nicht immer richtig ausgesprochen, wäre ich im Zweifel gewesen, ob es ein Scherz war oder nicht, denn sein Mienenspiel verriet nichts dergleichen.

Es dauerte sehr lange, bis er das Buch durchgelesen hatte. Etwa zur Hälfte der Schulzeit erzählte ich der Sozialpädagogin, daß ich mit ihm das Lesen übte. Einige Tage später bat sie mich, damit aufzuhören, da Till-Philipp in der Schule mit größter Unlust lesen würde. Es war für mich absurd, da einen Zusammenhang zu sehen, zumal ich Till-Philipp in keiner Form zwang, das Buch zu lesen. Kaum auszudenken, was passiert wäre, wenn ich mit ihm z.B. den Zehnerübergang so geübt hätte, daß er ihn perfekt beherrschte. Wäre er dann den Lehrkräften zu schlau gewesen?

Till-Philipp war noch sehr verspielt, seine Welt war ein Gemisch aus Wunschdenken, Phantasie und Wirklichkeit, ohne daß er um die genauen Grenzen wußte. Das machte es zuweilen schwierig, ihm seine Wünsche zu erfüllen oder nachvollziehen zu können. Seine Phantasie brachte aber auch Ideen hervor, die uns verblüfften, weil wir sie nicht für möglich gehalten hatten.

Beim Mittagessen verweigert er die Aufnahme von klein geschnittenen geschmorten Zwiebeln. Unsere Aufforderung, auch diese zu essen, konterte er mit der Bemerkung, das ginge nicht, da das Haltbarkeitsdatum abgelaufen sei.

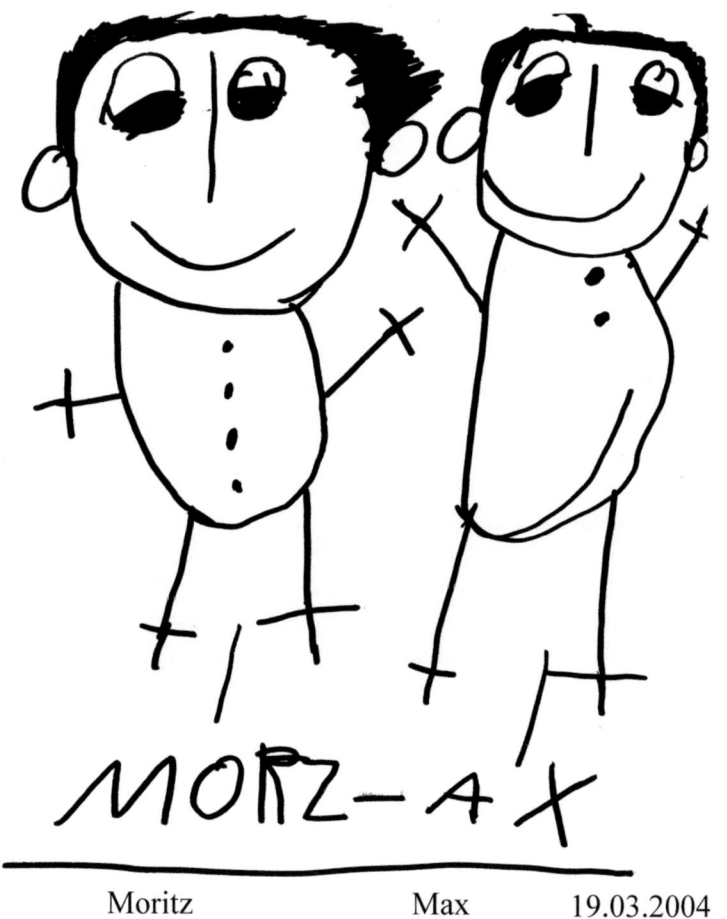

Moritz Max 19.03.2004

17. Ein Arbeitsplatz für Till-Philipp

Die Berufsbranche und damit das in Frage kommende berufliches Betätigungsfeld für Till-Philipp war durch seine Behinderung sehr stark eingegrenzt. Er durfte beispielsweise keine gefährlichen Maschinen bedienen oder durch sie gefährdet werden, andererseits durfte er intellektuell nicht überfordert werden.

Sein Traum war, auf einem Bauernhof zu arbeiten wie er es in unseren Ferien in Bayern kennengelernt hatte. Er erledigte diese Arbeiten stets mit der ihm eigenen Sorgfalt und Selbständigkeit.

Wir wollten ihm gern seinen Traum erfüllen und bemühten uns zunächst erfolgreich für einen Praktikumplatz bei einem Landwirt in etwas weiterer Umgebung in Hahnenhorn, einer kleinen Ortschaft nordwestlich von Gifhorn. Leider zerschlug sich das Praktikum auf Grund seiner Augenoperationen. Statt dessen machte er ein Praktikum im Hotel, wie bereits beschrieben.

Die Möglichkeit eines zweiten Praktikums ergab sich, weil wir den Lehrkräften von seinem Pech mit dem landwirtschaftlichen Betrieb durch seine Augen erzählten. Inzwischen erfuhren wir von dem Landwirt, daß eine Beschäftigung nach Abschluß der Schule bei ihm nicht möglich wäre, weil er die Zeit nicht hatte, in den ersten Jahren auf Till-Philipp im nötigen Umfang zu achten. Der grundsätzliche Zeitmangel in den landwirtschaftlichen Betrieben würde in der Landwirtschaft keine Beschäftigung von Till-Philipp zulassen.

Der Betrieb seines zweiten Praktikums, der Zoo in Hannover, signalisierte, daß auch dort eine Beschäftigung nach der Schulzeit nicht denkbar sei, da dort eine selbständige Arbeit erforderlich wäre, die er in den ersten Jahren nicht erbringen könnte.

17.1. Keine Hilfe aus der Landesregierung

Auf der Webseite des Niedersächsischen Sozialministeriums fand ich im Januar 2004 den Eintrag

> **»Menschen mit Behinderungen**
> *Die Landesregierung strebt die bessere gesellschaftliche Teilhabe von Menschen mit einer Behinderung an und fördert ihr Recht auf Selbstbestimmung. Möglichst viele Hilfen sollen ambulant erbracht werden. Unterstützung erhalten behinderte Menschen bei der Vermittlung von Beschäftigung.«*

In einer weiterverzeigten Seite wurde nicht näher darauf eingegangen, ob Behinderungsarten ausgeschlossen waren und ob Voraussetzungen gegeben sein müssen, um in den Genuß einer Unterstützung zu kommen.

Also fragte ich schriftlich beim Sozialministerium an und erwähnte dabei Till-Philipp's Behinderung und seinen bisherigen schulischen Werdegang. Eine Antwort kam umgehend aus dem Büro des Behindertenbeauftragten des Landes Niedersachsen. Dort wurde davon ausgegangen, daß ich meine Anfrage nur zur Kenntnis abgeschickt habe und von dort keine Antwort erwarte.

Das Büro des Behindertenbeauftragten des Landes Niedersachsen ist dem Niedersächsischen Sozialministerium angegliedert. Mit den Mitarbeitern des Büros hatten wir schon mehrmals auch persönlichen Kontakt. Deshalb wunderte ich mich über die karge Formulierung der Antwort, führte sie aber letztlich auf den neuen politischen Wind zurück, der seit der neuen Landesregierung weht.

Die Unzufriedenheit über diese Antwort ließ mich Kontakt aufnehmen mit zwei Parlamentarierinnen unseres Wahlkreises, die den beiden größten der im Landtag vertretenen Parteien angehörten. Beide versprachen, sich darum zu kümmern, doch beide ließen es verkümmern. So bemühte ich den Landtag um eine Klärung, der diese Eingabe als Petition wertete und als solche annahm.

Zwei gleichlautenden Schreiben des Landtages vom Juli und September 2004 war zu entnehmen, daß die notwendigen Ermittlungen noch nicht abgeschlossen waren und deshalb noch keine Beratung im zuständigen Ausschuß möglich war.

Zugegeben, eine solche Petition hatte nicht den Stellenwert, der eine umgehende Bearbeitung rechtfertigte. Vermutlich war das Sozialministerium mit einer Formulierung befaßt, die die Aussage im Internet so relativierte, daß eine Bearbeitung hinfällig werden müßte. Ich hielt es aber nicht für unwahrscheinlich, daß das Sozialministerium langfristig keine Zeit hatte, dem ermittelnden Personal eine Auskunft zu geben, die eine Beratung im Ausschuß zuließ.

Ein Jahr nach dem Einreichen der Petition erhielten wir das Ergebnis der endgültigen Bearbeitung dieser Petition durch den Petitionsausschuß und das Parlament. Es enthielt eine Stellungnahme des zuständigen Ministeriums, vermutlich des Sozialministeriums, in dem die Fürsorglichkeit für behinderte Menschen in Niedersachsen durch die Landesregierung hervorgehoben wurde. Im Zweiten Teil der Stellungnahme wurde uns Antwort gegeben auf die konkrete Frage, die wir dem Sozialministerium schriftlich vorgetragen hatten. Danach würde eine Förderung durch die Bundesagentur für Arbeit, hier durch das Arbeitsamt Braunschweig gewährt werden. Wie im Folgenden noch beschrieben wird, hatte das Arbeitsamt durch drei Gutachten, die im Hause mangelhaft durchgeführt wurden, in unserem Sohn einen Bittsteller erkannt, der durch die in den Gutachten festgestellten Kriterien nicht in dem Besitz der Werte war, die eine Unterstützung rechtfertigten. Es wird uns wahrscheinlich nicht gelingen, die Landesregierung bzw. das Landesparlament davon zu überzeugen, daß eine andere staatliche Stelle, das Arbeitsamt, die Unwertigkeit unseres Sohnes konstatiert hatte, weil unsere ergänzenden Informationen während der Begutachtungen keine Beachtung gefunden hatten.

Wie dem auch sei, für unser dringliches Problem erwiesen sich das Ministerium und der Landtag als eine Sackgasse. Eine Unterstützung, wie im Internet propagiert, wird es aller Wahrscheinlichkeit nach nicht geben.

17.2. Betriebsverbände

Um seine beruflichen Möglichkeiten so breit gefächert wie möglich auszuloten, hatten wir zunächst drei Institutionen angeschrieben, die sich als Interessenvertretung verschiedenster Berufsgruppen verstanden:

- Die Handwerkskammer in Berlin,
- die Industrie- und Handelskammer in Berlin und
- den Niedersächsischen Landwirtschaftsverband in Hannover und seine Niederlassung in Braunschweig.

Nach Darlegung unserer Problemlage und unseres Anspruches baten wir in den Schreiben um Empfehlungen für Betriebe in unserer Nähe.

17.3. Handwerkskammer

Die Handwerkskammer in Berlin teilte uns mit, sie verfüge nicht über eine zentrale Liste von Handwerksbetrieben. Aus diesem

Grunde habe sie unsere Unterlagen zur örtlichen Kammer in Braunschweig geschickt.

Die Handwerkskammer Braunschweig jedoch hüllte sich in Schweigen. Dieses Versagen einer Reaktion ist kaum interpretierbar, doch neigte ich zu der Ansicht, die Kammer gab auf diese Weise unmißverständlich zu verstehen, kein Interesse zu haben an der Beschäftigung eines geistig behinderten jungen Mannes in einem der in ihr zusammengeschlossenen Betriebe. Gäbe es keine Möglichkeit einer Beschäftigung, ließe sich das verständlicher ausdrücken und mitteilen.

17.4. Industrie- und Handelskammer

Die Industrie- und Handelskammer (IHK) in Berlin verwies uns an die örtliche Kammer, die uns freundlicherweise eine Liste von etwa 600 Betrieben übersandte, aus der wir uns nach unserer Meinung geeignete Betriebe aussuchen konnten, um diese direkt anzuschreiben. Der zuständige Mitarbeiter in der IHK Braunschweig erbot sich, von uns benannte Betriebe im Rahmen von Veranstaltungen daraufhin anzusprechen, ob es ihnen möglich sei, unseren Wunsch zu realisieren.

Auf diese Weise ergaben sich unter Hinzunahme von zusätzlichen Betrieben wie Hotels und Kaufhäuser bisher 135 Bewerbungen, die wir mit Lebenslauf, teilweise mit Lichtbild und einem erklärenden Text verschickten. Die Resonanz war mit zwei Ausnahmen negativ. Siebenundvierzig der angeschriebenen Betriebe zeigten überhaupt keine Reaktion. Einige Betriebe sagten eine gründliche Prüfung zu, die zweite Antwort war dann aber doch eine Ablehnung. Die meisten Briefe gingen nicht so sehr auf die Behinderung von Till-Philipp ein, sondern begründeten ihre Absage mit der derzeit schlechten wirtschaftlichen Lage, die dazu führte, Entlassungen vorzunehmen. Von daher sei es nicht möglich, einen jungen Mann einzustellen, der zudem noch erhöhter Aufmerksamkeit bedürfe.

Eine der beiden Ausnahmen war ein Möbelhaus, zu dem wir zu einem Gespräch eingeladen wurden. In dem Gespräch erwähnte ich auch eine eventuelle finanzielle und pädagogische Unterstützung seitens der Bundesagentur für Arbeit. Auf das bißchen Geld legte man keinen Wert, wurde uns versichert. Der geringe

Betrag war kein auslösendes oder verlockendes Argument, eine Einstellung vorzunehmen.

Bei der Besichtigung des eventuellen Arbeitsplatzes stellte sich heraus, daß die Beschäftigten schon Feierabend hatten und die dort verantwortliche Mitarbeiterin Urlaub hatte. Da keiner dieser Personen etwas von der möglichen Einstellung wußte, vereinbarten wir mit unserem Gesprächspartner, daß er zunächst seine Mitarbeiterinnen, es handelte sich ausschließlich um Frauen, informiert. Danach wollte er sich dann wieder melden und uns mitteilen, ob eine Bereitschaft vorhanden war, Till-Philipp aufzunehmen. Erwartungsgemäß gab es keine Bereitschaft, teils aus Gründen der Berührungsängste, teils trauten sich die Mitarbeiterinnen nicht zu, unseren Sohn entsprechend anzulernen.

17.5. Landwirtschaftsverband

Der Niedersächsische Landwirtschaftsverband in Braunschweig machte deutlich, uns helfen zu wollen, machte Vorschläge in Berufszweigen, die der Landwirtschaft sehr nahe standen und nannte vier Betriebe in unserer Umgebung.

Von diesen vier Betrieben kam einer für uns nicht in Frage. Wir kannten diesen Betrieb und hatten bei einem Besuch vor wenigen Jahren den Eindruck gewonnen, daß hier nicht integriert wird, sondern es ein den Werkstätten für Behinderte ähnlicher Betrieb war.

Die anderen drei Betriebe waren ein Gartenbaubetrieb und zwei Landwirtschaftsbetriebe auf ökologischer Basis. Einer von diesen lehnte damals ein Praktikum für Till-Philipp ab, weil keine Zeit verfügbar war, um sich verantwortungsbewußt dem Praktikanten zu widmen.

Der andere Hof wurde von einer Familie betrieben, die durch die Bauersfrau und Mutter Erfahrungen durch ihre Tätigkeit in der Lebenshilfe hatte. An diese Organisation angelehnt wird wohl auch die Tätigkeit von Behinderten geführt. Junge behinderte Menschen mußten mindestens 21 Jahre alt sein, man legte also Wert auf einen gewissen Grad an Selbständigkeit und auf die bewältigte Pubertät und Adoleszenz. Dort Beschäftigte mußten auch dort wohnen.

17.6. Hotel

Till-Philipp's erstes Praktikum machte ihn mit den innerbetrieblichen Abläufen in einem Hotel zwar nicht vertraut, aber zumindest teilweise bekannt. So lag es nahe, auch die großen Häuser in den uns umgebenden Städten anzuschreiben. Das Hotel seines Praktikums lehnte ab, weil die Personaldecke auf Grund der wirtschaftlichen Situation zu knapp ist, um eine Person mehr oder weniger für Till-Philipp abzustellen.

Von den angeschriebenen Hotels kamen Absagen, zwei antworteten nicht. Beide hatten es vergessen, wie mir telefonisch mitgeteilt wurde. Eins von diesen lud Till-Philipp ein, zwei Stunden zur Probe zu arbeiten, um herauszufinden, ob sich das Haus zutraut, ihn zu übernehmen. In diesen Zwei Stunden zeigte sich Till-Philipp noch zu verspielt. Da wir ohnehin bei der Schule beantragt hatten, die Schulpflicht an der IGS zu erfüllen, gingen wir alle davon aus, daß nach Ablauf weiterer zwei Schuljahre Till-Philipp nahezu aus der Pubertät und Adoleszenz heraus ist und damit auch reifer geworden ist.

Wie weiter unten deutlich werden wird, lehnte die Bezirksregierung auf Empfehlung der Schule ein weiteres Unterrichten von Till-Philipp ab. Damit war die Möglichkeit einer Art Ausbildung in diesem Hotel nicht mehr gegeben. Dem Hotel noch bekannt zu machen, daß es vom Integrationsamt in Hildesheim Unterstützung geben kann, gelang uns nicht.

18. Die Bundesagentur für Arbeit
18.1. Werkstatt für Behinderte

Unter Auflistung der von uns negativ verstandenen Rahmenbedingungen bei einer Beschäftigung in einer Werkstatt für Behinderte (WfB) schlossen wir die Beschäftigung unseres Sohnes in einer solchen Werkstatt aus. Unsere Argumentation bezog sich dabei auf den gesellschaftlichen Stellenwert der behinderten Beschäftigten in diesen Werkstätten, den nicht wir, aber die Allgemeinheit so begreift.

Die Behinderten erscheinen somit nicht in der täglichen gesellschaftlichen Präsentation, obgleich doch immer wieder propagiert wird, die Behinderten gehören dazu. Zehn Jahre Integration in der Schule sprachen ebenfalls gegen eine Segregation im Berufsleben. Der zu geringe Verdienst reicht nicht für die Lebenshaltung, aber gerade dafür selbst sorgen zu können, ich bin in diesem Fall geneigt zu sagen: zu dürfen, sorgt für den nötigen Stolz, ohne den ein zufriedenes Leben auch von Behinderten kaum möglich sein dürfte, vorausgesetzt, sie sind nicht eines anderen belehrt worden.

Den zu stellenden Antrag bei dem Sozialhilfeträger empfinden wir als demütigend, auch die Abtretung seines Erbteils als Rückzahlung der gewährten Sozialhilfe ist mit nichts zu rechtfertigen, wenn man in Betracht zieht, daß es im Prinzip nicht unser, sondern der staatliche Wille ist, der unseren Sohn in eine WfB drängt.

Wer sich im Internet diesbezügliche Informationen besorgt, wird feststellen, daß über diese Dinge kaum etwas zu finden ist. Über die Aufgabe der Werkstätten als berufliche und teilweise auch gesellschaftliche Rehabilitationszentren gibt es eine Fülle von Veröffentlichungen. Ziel sei es, die Behinderten für den allgemeinen Arbeitsmarkt und damit für die gesellschaftliche Hereinnahme vorzubereiten. Dabei fehlen Angaben, die einen Erfolg der Rehabilitationsbemühungen belegen. Ich habe keine Informationen darüber gefunden, wie viele der Behinderten, absolut oder relativ in Prozentangaben, die Werkstätten verlassen haben und auf dem allgemeinen Arbeitsmarkt Fuß gefaßt haben. Gehört haben wir von einigen Betrieben, daß die behinderten Beschäftigten an Firmen ausgeliehen werden, ohne eine Auswirkung auf ihr persönliches Einkommen.

18.2. Kontaktaufnahme mit der Behörde

Schon weit im Vorfeld, vier Jahre vor dem Abschluß der zehnten Klasse und damit vor der Ausschulung, nahmen wir Kontakt mit der Bundesagentur für Arbeit auf. Die telefonische Auskunft bei der örtlichen Agentur im Rahmen einer Vorinformation ließ es geraten erscheinen, sich direkt an die Zentralbehörde in Nürnberg zu wenden.

In der Antwort aus Nürnberg wird betont, daß gerade die Eingliederung Behinderter ein zentrales Anliegen der Bundesanstalt für Arbeit sei. Bei Vorliegen der Eignungsvoraussetzungen gäbe es zusätzlich noch andere Einrichtungen für die Berufsvorbereitung junger Menschen mit Behinderung. Das Arbeitsamt könne einen Integrationsfachdienst beauftragen, eine betriebliche Qualifizierungsmaßnahme oder Beschäftigung zu finden. Unterstützung finanzieller Art und ausbildungsbegleitende Hilfen seien ebenfalls denkbar, aber nur bei Vorliegen der entsprechenden Voraussetzung.

Da aber von Nürnberg aus nichts bewegt werden kann, ist die Angelegenheit an das Arbeitsamt Braunschweig überwiesen worden. Dies reagierte recht zügig mit der Aufforderung, zunächst einmal den Anmeldebogen auszufüllen. Dieser Anmeldebogen verstand sich offensichtlich als Vorbereitung für eine Arbeitsvermittlung oder Berufsberatung. Das war aber nicht unser Anliegen, wir wollten in einem Gespräch erfahren, welche Möglichkeiten an unterstützenden Maßnahmen das Arbeitsamt für den aufnehmenden Betrieb parat hält und welche Voraussetzung des Arbeit Suchenden gegeben sein müssen. Lange Zeit später bekamen wir eine Einladung zur Berufsberatung.

Nebenher versuchten wir auch in den Bundesministerien für Bildung und Forschung sowie für Arbeit und Sozialordnung den Weg vorzubereiten, den wir gerne gehen wollten. Konkret fragten wir bei direkter Darlegung der Situation nach einer Unterstützung aus dem jeweiligen Hause beispielsweise in Form einer Berufspatenschaft durch eine sozialpädagogische Fachkraft.

In beiden Häusern waren das fremde Begriffe, mit denen sie nichts anzufangen wußten. Das Ministerium für Bildung und Forschung bestärkte uns in unserem Wunsch, leitete aber unser Schreiben zuständigkeitshalber weiter an die Bundesagentur für Arbeit in Nürnberg. Das Ministerium für Arbeit und Sozialordnung verfuhr ebenso, gab uns aber noch die Information, daß als Neuerung die schwerbehinderten Menschen einen Rechtsanspruch auf notwendige Arbeitsassistenz haben.

Wir sahen uns genötigt, die Bundesagentur über einige Gedanken zu informieren, die uns durch unsere Bereitschaft, über unseren Sohn Gutachten erarbeiten zu lassen, gekommen waren.

18.3. Gutachten

18.3.1. Initialisierung

Wir verfolgen die Absicht, unseren Sohn im ersten, d.h. allgemeinen Arbeitsmarkt unterzubringen. Eine Werkstatt für Behinderte (WfB) kommt für ihn und für uns absolut nicht in Frage. Die Gründe hierfür standen nicht zur Diskussion. Das Arbeitsamt konnte eine diesbezügliche Unterstützung nur dann leisten, wenn das Ergebnis einer Begutachtung unseres Sohnes dies gerechtfertigt erscheinen ließ.

Um die Möglichkeit auszuschöpfen, den aufnehmenden Betrieb während der Ausbildungs- bzw. Anlernphase durch Förderungen der Bundesagentur für Arbeit unterstützen zu lassen, erklärten wir uns einverstanden, daß die Behörde über unseren Sohn ein Gutachten erarbeitet. Till-Philipp mußte sich im Arbeitsamt dem psychologischen Dienst und einer Amtsärztin vorstellen, die ein weiteres neurologisches Gutachten außer Haus vergab. Wir hatten also die Gutachten veranlaßt.

Das Erkenntnisziel war, ob Till-Philipp für eine Berufsausübung in den von uns erwähnten Branchen geeignet war. Nur dann gewährte die Bundesagentur für Arbeit im Rahmen seiner finanziell zur Verfügung stehenden Ressourcen dem künftigen Arbeitgeber Unterstützung. Die Höhe dieser Unterstützung war laut telefonischer Auskunft des Arbeitsamtes Wolfsburg abhängig von der Haushaltslage des zuständigen Arbeitsamtes. Den Ämtern werde pro Jahr ein Betrag für ihren Bezirk zugewiesen, über den sie eigenständig verfügen konnten.

Für diese Begutachtung mußten wir den Till-Philipp betreuenden Kinderarzt schriftlich von der Schweigepflicht entbinden. Damit hielt ich nicht mehr für gewährleistet, daß beide Gutachter eine selbständige Beurteilung vornahmen. Inwieweit die Krankheiten, die Till-Philipp einmal hatte, derentwegen wir den Arzt aufsuchten, für eine Eignung in bestimmten Berufen relevant war, vermag ich nicht zu sagen. Nach meiner Meinung wurde damit lediglich ein Ritual eingehalten oder eine Vorsortierung vorgenommen.

Erkannten die Gutachter bei Till-Philipp keine Eignung, würde uns wahrscheinlich die Unterbringung in einer Werkstatt für Behinderte empfohlen. Da dies für uns nicht in Betracht kam, würde es weitaus schwieriger sein, einen Betrieb für ihn zu finden

Der Eignungstest beim psychologischen Dienst und dem Amtsarzt erfolgte in dem für das Wohngebiet zuständigen Arbeitsamt. Die finanzielle Unterstützung für den Betrieb gewährt das Arbeitsamt, in dessen Bezirk sich der Betrieb befindet.

18.3.2. Die amtsärztliche Begutachtungen

Wir haben allen drei Untersuchungen beigewohnt. Das amtsärztliche Gutachten wurde von einer Ärztin der Bundesanstalt für Arbeit durchgeführt, es beschränkte sich auf das Vermessen und Abhören von Till-Philipp und einigen Fragen, die er beantwortete.

Für den neurologischen/psychiatrischen Teil der amtsärztlichen Begutachtung wurde ein Neurologe außer Haus beauftragt. In dem Begleitschreiben der Amtsärztin wurde der Neurologe darauf hingewiesen, bei der Formulierung seines Gutachtens zu berücksichtigen, daß wir ein nahezu uneingeschränktes Recht auf Einsicht der Unterlagen des Arbeitsamtes haben. Das konnte doch nur eine Aufforderung der Amtsärztin sein, den Neurologen zu veranlassen, keine gravierenden negativen Ergebnisse in seinen Ausführungen erkennbar werden zu lassen, sondern sie so verbal zu verstecken, daß sie von uns nicht erkannt werden können.

Beim Neurologen wurden zunächst bei Till-Philipp die Gehirnströme gemessen. (Laut Gutachten ist dieses Vorhaben gescheitert, vermutlich bekam Till-Philipp wegen der Verkabelung große Angst.) Da hatten wir vom Neurologen erwartet, daß er uns erklärt, welche Erkenntnisse er aus dem Meßergebnis gewinnt, um die aufgeworfenen Fragen der Amtsärztin zu beantworten. Er fand zu unserem Sohn keinen Zugang. Das mag an der kühlen und akademischen Atmosphäre gelegen haben, die im Raum deutlich spürbar war. Wir hatten den Eindruck, als wäre das für den

Neurologen eine völlig neue Aufgabenstellung, zu dem ihm die nötige Erfahrung fehlte.

Unser Sohn wurde mit ‚Sie' angesprochen, aber das war es nicht allein. Der Neurologe wirkte distanziert, seine Wortwahl und Ausdrucksweise erinnerte in seinem Ton mehr an ein Gespräch mit einem Kollegen, auf keinen Fall hielten wir es für ein Gespräch mit einem geistig behinderten jungen Mann für angemessen. Auf die erste Frage des Neurologen, was er bei seinem Praktikum im Hotel gemacht hatte, antwortete er mit den Worten »*weiß nicht.*« Für uns war dies ein deutliches Zeichen, daß Till-Philipp nicht mit dem Neurologen reden wollte. Als wir dies dem Neurologen deutlich machten, wiederholte er seine Frage an Till-Philipp. Warum es bei diesem Neurologen an Einsicht mangelte, zunächst eine Vertrauen schaffende Atmosphäre herzustellen, erklärten wir mit dem Umstand, daß er möglicherweise bisher kaum Berührung mit Menschen mit einer Trisomie 21 hatte und er für die berufliche Orientierung Till-Philipp's ausschließlich die Lebenshilfe für zuständig hielt, wie sich im Verlauf der Begutachtung herausstellte.

In dem anschließenden Gespräch mit uns war der Neurologe intensiv bemüht, uns die Vorzüge einer Werkstatt für Behinderte der Lebenshilfe deutlich zu machen. Wir zeichneten Till-Philipp's Weg auf, daß er seine Schulpflicht in Integrationsklassen auf Regelschulen abgeleistet hat. Seine Frage, was denn eine Integrationsklasse sei, überraschte und entsetzte uns sogleich. Hier ist also ein sogenannter Fachmann beauftragt worden, festzustellen, ob unser Sohn im Sinne der erteilten Aufgabe für den allgemeinen Arbeitsmarkt geeignet erschien, was bedeutete, ob er in einem normalen Betrieb mit Hilfe des Arbeitsamtes integriert werden konnte. Und diese Fachkraft wußte nicht, was eine Integrationsklasse ist!

Seine Vorgehensweise war von seiner akademischen Ausbildung geprägt und nicht von einer Praxis bezogenen Erfahrung. Uns kam die Erkenntnis, daß Menschen mit einer Trisomie 21 nicht zu seinem Patientenkreis gehörten, und wenn, dann konnten es nur ganz wenige sein und nicht in Till-Philipp's Alter und Absicht. Das warf natürlich die Frage auf, nach welchen Kriterien wurde dieser Neurologe von der Amtsärztin ausgewählt, die selber nach eigenem Bekunden eine Internistin war. Hier entstand der Eindruck, daß es Ziel des Neurologen zu sein hatte, sein Gutachten zugunsten des Arbeitsamtes auszurichten. Eigentlich stand hier die Frage zur Beantwortung an, ob das Arbeitsamt über geeignetes Personal verfügte, die Beurteilung eines durch Trisomie 21 geistig behinderten Schulabgängers per Gutachten durchzuführen, um die anstehende Entscheidung zu treffen.

Der Neurologe drängte uns geradezu, unseren Sohn in eine solche Werkstatt für Behinderte zu geben. Er war keinem unserer Argumente zugänglich, erwartete aber zugleich von uns eine Zustimmung seiner Vorschläge. Auch mein Hinweis, daß unser Sohn einen Rechtsanspruch auf Arbeitsassistenz hatte, brachte ihn von seinem Bemühen nicht ab. Wir waren mit unserem Sohn nicht zur Beratung erschienen, sondern auf Anweisung des Arbeitsamtes zur Erstellung eines Gutachtens mit fest vorgegebener Fragestellung.

Das Gespräch wurde unterbrochen, weil er mit Till-Philipp unter vier Augen sprechen wollte, da er bei seinen Kontaktversuchen zwischendurch erfolglos blieb. Was bei diesem kurzen Gespräch heraus kam, weiß ich nicht, ich ging aber davon aus, daß sich Till-Philipp ihm auch dabei nicht geöffnet hat. Aus dem Gutachten ging dann aber hervor, daß er mit Till-Philipp auch kleine Tests durchführte. Das notierte Ergebnis ließ vermuten, daß Till-Philipp auch bei diesen Tests nicht richtig mitmachte. Ihm fehlte die Einsicht in die Ernsthaftigkeit dieser Gutachten.

Kurz bevor wir soweit waren, dem Ganzen ein Ende zu setzen, stand Till-Philipp auf, ging zu meiner Frau und forderte sie mit den Worten »*Mutti, komm, jetzt gehen wir*« auf, mit ihm hinaus zu gehen. Damit war dieser Termin beendet. Seine Aufforderung bewies uns erneut, daß er mitbekam, wenn es um ihn ging und wenn sich ein Nachteil für ihn abzuzeichnen begann. Denn eines stand fest, er war nicht dumm, er sagte zwar nicht immer, was er dachte, vermutlich weil ihm die passenden Worte fehlten, aber wenn er etwas sagte, dann geschah dies in einer verblüffenden Klarheit.

18.3.3. Ein Wort an den psychologischen Dienst

Im Begleitheft der Einladung zum Psychologischen Dienst war die hier vorgegebene ‚Problemlage' mit keiner Silbe erwähnt. Es war weder von geistiger Behinderung die Rede, noch von zu gewährenden Kosten bei der Integration eines geistig behinderten Jugendlichen in den ersten Arbeitsmarkt. Aus diesem Grund und weil die Zeugnisse mitzubringen waren, ergab sich die Notwendigkeit, einen bei der Vorstellung beim Psychologischen Dienst begleitenden Text zu übergeben. Darin machten wir dem Personal des psychologischen Dienstes folgendes deutlich:

Es handelte sich hier nicht um eine ‚Überweisung' der berufsberatenden Fachkraft! Der Kontakt mit dem Arbeitsamt kam von uns freiwillig und ohne Vorschlag Dritter zustande. Er diente der Erkenntnisgewinnung, ob es von Seiten des Staates Unterstützung in dem elterlichen Bemühen gewährt wird, einen schwer geistig behinderten jungen Mann, hier unseren Sohn, auf dem ersten Arbeitsmarkt unterzubringen. Streng genommen wollten wir in Erfahrung bringen, wie es der Staat mit der Verfassungsvorgabe »*Niemand darf wegen seiner Behinderung benachteiligt werden*« (Art. 3 Abs. 3 Satz 2 GG) hielt und ob er daraus Hilfeleistungen abzuleiten in der Lage war. Wie eine Benachteiligung zu definieren war, sollte in diesem Fall den Eltern überlassen bleiben, denn sonst drohte diese Einlassung im Grundgesetz ausgehebelt zu werden.

Nach mehreren Telefongesprächen mit verschiedenen Arbeitsämtern hatten wir erfahren, daß eine finanzielle und sozialpädagogische Begleitung bei der „Berufsausbildung", treffender als Anlernen in einem Berufszweig bezeichnet, für Till-Philipp nur dann erwirkt werden konnte, wenn wir Till-Philipp dem Amtsarzt und dem Psychologischen Dienst vorstellten und beide Stellen ein entsprechendes Gutachten erarbeitet hatten. Deshalb hatte ich mit der Behörde telefonisch vereinbart, unseren Sohn begutachten zu lassen.

Die Gutachten dienten also ausschließlich der Prüfung des Arbeitsamtes, ob die Qualität unseres Sohnes für seinen Einstieg in den ersten Arbeitsmarkt finanzielle Aufwendungen rechtfertigt. Die erarbeiteten Unterlagen dienten ausschließlich diesem Zweck, sie durften ohne unser Einverständnis nicht an andere Stellen weitergegeben werden. Eine Weitergabe der Unterlagen z.B. an eine Werkstatt für Behinderte oder an Träger und Kostenträger solcher Einrichtungen war damit ausgeschlossen.

Die Vorstellung unseres Sohnes beim Psychologischen Dienst des Arbeitsamtes Braunschweig konnte auch nicht zur Feststellung erfolgen, ob Till-Philipp behindert ist. Wir wissen, daß er, wahrscheinlich durch die Ereignisse in Tschernobyl, Träger einer freien Trisomie 21 und damit schwer geistig behindert ist. Er ist deswegen für die Gesellschaft weder nutzlos noch im überflüssigen Maß Kosten verursachend. Er gehört weder in ein Ghetto noch in sonstige Sondereinrichtungen. Folgerichtig hatte er seine Schullaufbahn in Integrationsklassen in den Regelschulen absolviert. Folgerichtig wird er in der ersten Gesellschaft bleiben und damit einer Beschäftigung im ersten Arbeitsmarkt nachgehen, wenn es uns gelingt, einen geeigneten Betrieb ausfindig zu machen. Auf diese Weise wird er, falls es der Staat und die Wirtschaft zulassen, durch sein Steueraufkommen die Kosten wieder rückerstatten, die er zu Beginn seiner integrativen Beschäftigungskarriere verursacht hat.

Da wir keinen Vermittlungsantrag gestellt hatten, wünschten und erwarteten wir auch keine Vermittlung in einen Betrieb des ersten Arbeitsmarktes. Sollten dennoch Vorschläge gemacht werden, werden wir diese unverbindlich prüfen. Eine Verpflichtung, diesen Vorschlägen nachzugehen, besteht genausowenig wie das Ablegen einer Rechtfertigung, wenn wir eine angebotene Stelle nicht annehmen. Unsere Reaktion in einer solchen Situation werden wir von Fall zu Fall entscheiden.

Therapievorschläge werden wir zwar zur Kenntnis nehmen, ob wir sie aber ernsthaft verfolgen und realisieren, bleibt uns überlassen, ohne daß uns von irgendeiner Seite Nachteile entstehen. Sollten hinsichtlich seiner Aussprache Mängel erkannt werden, so galt es zu beachten, daß Till-Philipp seit mehreren Jahren in einer Sprachtherapie bei einem selbständigen Logopäden ist. Daher sind wir die falschen Adressaten für diesbezügliche Kritik und Therapievorschläge, sie wären an den Logopäden zu richten, bei dem wir gegebenenfalls um sein Einverständnis nachfragen, ob er mit dem Arbeitsamt in dieser Sache verhandeln möchte.

Seine Zeugnisse wurden ihm als textgebundene Lernentwicklungsberichte ausgestellt. Teilweise sind darin subjektive nicht der Tatsache entsprechende Formulierungen eingeflossen. Das betraf sowohl postulierte Schwierigkeiten mit fremdem Eigentum, was absolut nicht bestand, (im Gegenteil, teilweise ist unser Sohn in der Schule bestohlen worden, denn er ist ja behindert und merkt es angeblich nicht (was nicht stimmt)), und er würgte auch nicht seine Mitschüler. Dieser vermeintliche Sachverhalt hatte seinen Grund in der Tatsache, daß junge Menschen mit einer Trisomie 21 Schwierigkeiten mit der Kraftzuteilung bei körperlichen Kontakten haben, der durchaus einmal bis zur Schmerzgrenze führen kann. Bei Begrüßungsumarmungen entstand bei seinen Mitschülern der Eindruck, Till-Philipp würge sie. Statt pädagogisch auf ihn und seine Mitschüler einzuwirken, wurde die Aussage seiner Mitschüler in die Lernentwicklungsberichte übernommen.

Zur Halbzeit der Grundschule entsetzte uns die abgeordnete Sonderschulpädagogin mit ihrer Ankündigung, die Vermittlung von Kulturtechniken nicht mehr in gebotener Intensität zu vermitteln und statt dessen die Unterweisung in lebenspraktischen Dingen zu forcieren. Die Folgen davon wirken bis heute nach, was sich vermutlich auch in den Ergebnissen der durchgeführten Tests ergeben haben wird. Seine mitunter sehr schlechte Aussprache ist ebenfalls ein Ergebnis der Handlungsweise der Sonderschulpädagogin in der Grundschule. Während sie einem Teil der Mitschüler Sprachheilunterricht erteilte, blieb unser Sohn davon ausgespart.

Es sei hier erwähnt, daß ich bei einem Hausbesuch seiner Grundschullehrerinnen vor der Einschulung diesen sagte, ich würde mit Till-Philipp Sprachübungen machen, wenn ich mit ihm durch den Wald fahre, indem ich ihn Dinge sagen lasse, die im Wald oder am Waldrand zu sehen sind, das ginge von Strauch bis Hochspannungsmast. Warum ich denn nicht gleich das Wort ‚Donaudampfschiffahrtsgesellschaft' gewählt hätte, war der Kommentar der Sonderschulpädagogin. Sie muß den Eindruck gewonnen haben, ich würde offensichtlich in ihre Kompetenz hineinreden wollen. Das Ergebnis war ihre Nichtförderung der Aussprache unseres Sohnes.

Ich hatte aus kompetenter Seite erfahren, daß der Mathematikunterricht unserem Sohn nicht optimiert vermittelt wurde. So hat er bis heute beispielsweise Schwierigkeiten mit dem Zehnerübergang.

Wir waren gegen alle dies Handlungsweisen der Beamtin leider machtlos. Ziel der Sonderschulpädagogin mag gewesen sein, Till-Philipp auf die zuständige Sonderschule zu bringen. Mehr indirekt kam in seinen Lernentwicklungsberichten auch der Umstand zum Ausdruck, daß es uns Eltern nicht gelungen war, die

Lehrkräfte von der Richtigkeit unserer Aussagen über unseren Sohn zu überzeugen.

Letztendlich möchten wir alle Ergebnisse der im Arbeitsamt erarbeiteten Gutachten über unseren Sohn ausgehändigt bekommen.

18.3.4. Beim psychologischen Dienst

Zwei Tage vor der Begutachtung bei dem Neurologen war der Termin für die psychologische Begutachtung unseres Sohnes durch den Psychologischen Dienst im Arbeitsamt. Die beauftragte Diplom-Psychologin zog einen Kollegen mit gleicher Ausbildung zur Beobachtung hinzu. Dieser führte in der Hauptsache das Gespräch mit uns, während Till-Philipp sich einem Test zu unterziehen hatte, der etwas mehr als zweieinhalb Stunden währte. Im Verlauf dieses Gespräches stellte sich heraus, daß seine Frau Sonderschullehrerin an der Schule war, an der die Sonderschulpädagogin, die für die Dauer der Integrationsklasse an die Grundschule abgeordnet war, versetzt wurde. Wir konnten also davon ausgehen, daß ihm unser Name und möglicherweise einiges mehr über uns bekannt war. Er wird Kenntnis gehabt haben von der Verleumdung unsererseits aus der Sicht der Sonderschulpädagogin, die an uns nicht Positives ließ. Es wird nicht falsch sein, hier von einer Befangenheit auszugehen, die möglicherweise auch seine Fragen prägte.

Auch er erwies sich als Befürworter der Werkstätten für Behinderte, war aber unseren Argumenten gegenüber nicht so verschlossen wie der Neurologe. Bei dem Gespräch kamen wir auch darauf zu sprechen, daß Till-Philipp's Zuneigung zu Tieren auch durch unsere jährlichen Urlaubsfahrten in den Bayrischen Wald geprägt wurde, weil er dort die Kühe eines Kleinbauern füttern durfte. Leider sei so etwas hier nicht möglich. Darauf kam prompt sein Vorschlag, wir sollten doch nach Bayern gehen. Ich unterließ aus taktischen Gründen zu hinterfragen, was das denn nun mit der aufgeworfenen Fragestellung zu tun hatte, es konnte aber auch ein harmloser Scherz gewesen sein. Auch zu diesem Gespräch bleibt festzuhalten, daß wir keine Beratung wünschten, sondern diesen Termin wahrgenommen hatten, weil das Arbeitsamt sich ein Bild über Till-Philipp machen wollte.

Wir waren offensichtlich für die Behörden Eltern, die in überraschender Weise für ihr Kind mehr taten, als gemeinhin angenommen wurde. Ich wußte nicht, wie es andere Eltern handhaben, ob sie für das Hineinwachsen ihrer Kinder in die Gesellschaft Zeit, Energie und Einsatz investieren. Ich konnte mir nicht vorstellen, daß es Eltern auch geistig behinderter Kinder geben konnte, die ihre Kinder von den Behörden gesellschaftlich entsorgen ließen, indem sie beispielsweise sich dazu bewegen ließen, das Angebot von Werkstätten für Behinderte anzunehmen. Verantwortlich dafür halte ich mehr die Resignation, die sich einstellte, wenn man von keinem in seinen Bemühungen genügend ernst genommen und entsprechend unterstützt wurde.

Wir konnten davon ausgehen, zumindest mit die Ersten zu sein, die diesen Weg für ihr geistig behindertes Kind konsequent gingen, d.h. wir waren wahrscheinlich die Ersten, die das Arbeitsamt in dieser Form in Anspruch nahmen und sich nicht zur Lebenshilfe abdrängen ließen. Die Tatsache, daß es keiner der Gutachter unterließ, uns mehr oder weniger deutlich und mehrmals auf die Lebenshilfe und die unter ihr stehenden Werkstätten für Behinderte hinzuweisen, haben wir auch als indirektes Eingeständnis gewertet, zur Klärung der Sachlage nicht kompetent genug zu sein. Die Vorgaben der arbeitsamtlichen Unterstützung im Sozialgesetzbuch für einen solchen Fall wie den unseren konnten unter diesen Umständen nur unzureichend erfüllt werden. Wenn wir davon ausgehen, daß ein Amt wie das Arbeitsamt in erster Linie für den Bürger geschaffen wurde, dann hätte ich vom Arbeitsamt den Hinweis erwartet, daß jeder Behinderte, somit auch Till-Philipp, einen Rechtsanspruch auf Arbeitsassistenz hat. Aber diese Aussage wurde uns gegenüber nicht gemacht.

Sein eigenes Kind von im Prinzip fremden Personen beurteilen zu lassen, denen man als Bürger volles Vertrauen entgegenbringen sollte, weil sie Beamte sind und damit im Dienst des Staates stehen, halte ich für eine heikle Sache. Betrifft dies Lehrer, kann davon ausgegangen werden, daß sie das Kind schon länger kennen und deshalb eine weitest gehende reale Beurteilung erstellt wird. Dabei ist es ein Unterschied, ob es sich bei Zeugnissen um ein Zeugnis mit der Benotungsskala von eins bis sechs handelt oder ob ein Verbalzeugnis vorgelegt wird. Im letzteren kann zwar differenzierter beurteilt werden, die Gefahr aber ist gegeben, daß da auch Formulierungen Eingang finden, die nicht unbedingt stimmen müssen oder den Sachverhalt nicht korrekt wiedergeben. Als Beispiel sei die Formulierung genannt, Till-Philipp würgt seine Mitschüler. Dort hätte korrekt stehen müssen, daß Till-Philipp bei Begrüßungsumarmungen sein Kräfte nicht so zu dosieren in der Lage ist und dadurch die betroffenen Mitschüler das Gefühl haben, er würde würgen. Als Konsequenz wäre ein pädagogisches Einwirken auf alle Schüler erforderlich.

Werden Zeugnisse mit solchen Ungenauigkeiten an Behörden wie das Arbeitsamt weitergegeben, wozu wir aufgefordert worden waren, dann gelingt in den von den Ämtern erstellten Gutachten nicht unbedingt eine korrekte und reale Einschätzung. Wenn dann diese Gutachten Grundlagen sind für die Bewilligung staatlicher Unterstützungen bzw. Leistungen, dann wiegt das besonders schwer, weil eine Korrektur durch elterliche Interventionen kaum gelingt. Was einmal geschrieben steht, das bleibt, unter Umständen auch nur in den Köpfen, was ausreicht, um weitergegeben zu werden.

Bei Bewerbungen ist es üblich, das letzte Zeugnis beizulegen. Wir hielten die Lernentwicklungsberichte für zu umfangreich und erbaten von der Schule ein Bewerbungszeugnis. Dies erhielten wir einige Wochen später mit einem Umfang von drei Textseiten.

18.4. Die Gutachten

Die Einladung zur Besprechung der Ergebnisse der drei Begutachtungen kam wieder als Einladung zur Berufsberatung. Wir hatten eine solche Beratung nie verlangt und lehnten sie auch ab, weil für uns feststand, welcher Berufszweig für Till-Philipp in Frage kommt. Das teilten wir auch der Behörde mit, die aber keinen Anlaß sah, von ihrer Verfahrensweise abzuweichen.

Wir konnten den vorgegebenen Termin nicht einhalten. Bei der telefonischen Absprache für einen neuen Termin ließ ich einiges über die Fragen verlauten, die wir zur Diskussion stellen wollten. Über die Verfahrensweise des Gespräches wurde mir gesagt, es werden zunächst die Gutachten verlesen, um dann darüber zu reden.

Um über diese Ergebnisse mitreden zu können, bestand ich auf der Übergabe der Gutachten, denn wie sollten wir über etwas reden, was wir nicht kannten. Wir bekamen zwei der drei erarbeiteten Gutachten, das des Neurologen wurde zurück gehalten.

18.4.1. Das amtsärztliche Gutachten

Das ärztliche Gutachten begann mit der Aussage, daß begründende Unterlagen (Vorgeschichte, Befunde), dem ärztlichen Dienst des Arbeitsamtes vorlagen. In dem Gutachten wurde die Feststellung getroffen, daß Till-Philipp täglich weniger als 3 Stunden arbeiten könne. Das hieß im Klartext, daß er in der Schule völlig überfordert wurde. Die Zeitangabe basierte auf unserer Aussage, daß er in den beiden Praktika nur 2 bzw. 3 Stunden gearbeitet hatte. Wir hatten das wahrheitsgemäß damit begründet, daß im Hotel die betreuende Mitarbeiterin aus betrieblichen Gründen nur zwei Stunden hatte abgestellt werden können, im Zoo Hannover war es ähnlich, dazu kam hier noch die lange Anfahrzeit, die pro Richtung etwa zwei Stunden betrug. Daß hieraus konstruiert wurde, er könne nur weniger als drei Stunden täglich arbeiten, war nicht korrekt. Hier wurde zielgerichtet die Begründung verschwiegen, um keine Ausgaben zu verursachen oder sie stark zu begrenzen.

Es war dem zuständigen und beauftragten Personal nicht möglich, unseren Sohn in Kategorien einzuordnen, die eine Aussage machten über die zumutbare Arbeitsschwere und Arbeitshaltung. Dabei wurde unterschieden zwischen leichter, mittelschwerer und schwerer Arbeit sowie ob sie stehend, gehend oder sitzend ausgeübt werden kann.

Auf ein ergänzendes Leistungsbild, z.B. Besonderheiten der Arbeitshaltung, Seh-, Hör-, Farbsehvermögen, räumliches Sehen, Bildschirmtätigkeit, Feinarbeiten, Erschütterungen, praktische Einhändigkeit, Verantwortung, geistige Beanspruchung, Publikumsverkehr, Arbeitsweg, Benutzung öffentlicher Verkehrsmittel, zumutbare Gehstrecke, Fahr- und Steuertätigkeit wurde nur pauschal eingegangen. Es wurde festgemacht, daß er voraussichtlich länger als 6 Monate vermindert oder nicht leistungsfähig sei. Ihm wurde demnach in naher Zukunft eine positive Entwicklung weder zugesprochen, noch zugetraut.

»Bei Till-Philipp besteht eine mittelschwere bis schwere geistige Behinderung auf dem Boden einer Trisomie 21. Ferner sind ein vermindertes Fernsichtvermögen auf beiden Augen sowie ein leichtes Innenschielen mit Verlust des räumlichen Sehvermögens zu berücksichtigen.«

Till-Philipp hatte sich, wie schon erwähnt, ein Jahr vorher zwei Augenoperationen unterzogen, die dringend geboten waren, da er infolge seines angeborenen Grauen Stars zu erblinden drohte. Die zuvor behandelten Augenärztinnen hatten für eine solche Operation keine Notwendigkeit erkannt. Die Operationen hätten schon vor wenigstens zehn Jahren durchgeführt werden müssen. Der fortschreitende Graue Star zwang beide Augen, sich den lichtdurchlässigsten Punkt zu suchen, was zu einer leichten Schielstellung des rechten Auges führte. Warum hier von beiden Augen die Rede war, war nicht erkennbar. Ferner hielten wir es für wichtig, daß seine Behinderungsart korrekt wiedergegeben wird: Es handelt sich bei Till-Philipp um eine freie Trisomie 21, was bedeutet, daß sie nicht erblich ist.

> *»Durch intensive Fördermaßnahmen der Eltern ist es gelungen, eine integrative Beschulung zu realisieren. Die Schule wird noch bis Sommer 2004 besucht werden.«*

Wir haben zwar Till-Philipp gefördert und tun dies auch jetzt noch, das hatte aber keinen Einfluß auf die integrative Beschulung. Dafür war unser gesamter persönlicher Einsatz erforderlich, um die Behörden von der Richtigkeit unserer Forderung zu überzeugen. Daß wir dabei bis an die Grenze unserer Belastbarkeit gehen mußten, sei hier nur nebenbei erwähnt.

> *»Im Rahmen von 2 Praktika (Im Hotel und im Zoo Hannover) konnten nach Mitteilung der Eltern 3 Stunden täglich einfache Arbeiten unter Anleitung durchgeführt werden.«*

Wir haben in unserer mündlichen Mitteilung auch angegeben, daß die zeitliche Begrenzung im Hotel daran gelegen hatte, daß die betreuenden Mitarbeiter aus betrieblichen Gründen nur für diesen Zeitraum freigestellt werden konnte. Im Zoo kamen noch die Anfahrzeiten von etwa vier Stunden dazu. In der Addition ergeben sich somit 7 Stunden.

> *»Nach dem hier gewonnenen Eindruck, einem psychologischen Gutachten, einem nervenfachärztlichen Gutachten sowie unter Berücksichtigung eines Befundberichtes des behandelnden Kinderarztes ist ständige Hilfe und Anleitung erforderlich.«*

Aus dieser Aussage war nicht erkennbar, auf was sich die ständige Hilfe und Anleitung bezogen. Es wurde der Eindruck suggeriert, daß er in allen Lebensbereichen auf diese ständige Hilfe und Anleitung angewiesen sei. Fest stand, daß er einen großen Teil seines täglichen Lebensablaufes ohne Hilfe vollbrachte.

»Till-Philipp benötigt ständige Hilfe bei der Körperpflege, beim Toilettengang, beim An- und Ausziehen. Öffentliche Verkehrsmittel können selbständig alleine nicht benutzt werden. Das Führen eines Kraftfahrzeuges ist nicht möglich. Einfache Worte können gelesen werden, der Vorname kann in Druckbuchstaben geschrieben werden. Zahlen können im Zahlenraum von 1 bis 20 zugeordnet werden.«

Diese Angaben waren zu pauschal. Die Hilfe bei der Körperpflege sollte lediglich verhindern, daß z.b. Seife und Haarwaschmittel zu schnell verbraucht wurden, beim Toilettengang bezog sich das lediglich auf den Papierverbrauch und Säubern nach einem Stuhlgang und das Schließen des Knopfes am Hosenbund, weil es für seine Größe kaum Hosen gab, bei denen der Knopf durch einen Haken ersetzt war. Es wäre besser gewesen, dies in diese Aussage mit einzubinden.

»Es besteht eine Sprachbehinderung mit Echolalie. Die Psychomotorik ist verlangsamt. Bei Geschicklichkeitsarbeiten benötigt Till-Philipp Hilfe.«

Nach Auskunft des Sprachtherapeuten, der mit Till-Philipp einmal pro Woche arbeitete, handelte es sich bei Till-Philipp nicht um eine Echolalie, sondern um ein Stottern. Unter Echolalie wird das Wiederholen des Vorgesprochenen verstanden.[9]

Wie die Erkenntnis über Geschicklichkeitsarbeiten zustande kam, vermag ich nicht zu sagen. Vielleicht war es Bestandteil des psychologischen Testes. Hätte man ihn mit Figuren aus dem Programm von Playmobil hantieren lassen, wäre es möglicherweise zu einer anderen Beurteilung gekommen.

»Im Rahmen der nervenärztlichen Begutachtung zeigte sich, daß einfache Aufforderungen befolgt werden, zusammengesetzte Aufforderungen (z. B. mit der rechten Hand an das linke Ohr fassen) jedoch Probleme bei der Ausführung bereiten. Komplexe Vorgänge, wie z. B. „Zimmer aufräumen", können nicht selbständig durchgeführt werden.«

Es wurde ein Neurologe beauftragt, Till-Philipp zu begutachten hinsichtlich eines integrativen Arbeitsplatzes. Da dieser Neurologe nicht wußte, was eine Integrationsklasse ist, hatte ich größte Zweifel, ob er seinem Auftrag in vollem Umfang nachkommen konnte. Ein Zeichen seiner Hilflosigkeit schien mir zu sein, daß er zunächst die Gehirnströme von Till-Philipp zu messen bemüht

---

[9] Siehe Anhang

war. Er fand zu unserem Sohn überhaupt keinen Zugang. Till-Philipp blockte jede Frage mit der Bemerkung »weiß nicht« ab. Der Neurologe bekam den Eindruck, als habe unser Sohn zu wenig Verstand, um mit ihm in Kontakt zu treten. Wir erläuterten dies dem Neurologen gegenüber, allerdings nicht mit der hier benutzten verbalen Deutlichkeit.

Selbstverständlich kann er auf Aufforderung z.B. mit der rechten Hand an sein linkes Ohr fassen. Bei dem Neurologen hatte er sich offensichtlich verweigert. Ihn nach dem Aufräumen seines Zimmers zu befragen war eine Farce, er hätte ihn genauso gut befragen können, ob er ein ordentlicher Mensch ist oder ob er seinen künftigen Arbeitsplatz stets ordentlich und sauber halten wird. Der Neurologe hatte seine Schwierigkeit damit, Wollen und Können bei unserem Sohn zu unterscheiden. Um so überzeugter war er in seinem Bestreben, uns zu einer Werkstatt für Behinderte (WfB) der Lebenshilfe zu überreden.

Hier wird der Vorteil seiner Behinderung nachteilig interpretiert. Till-Philipp's völlige Direktheit wurde hier als Unvermögen gesehen, das zu tun, mit dem er beauftragt wurde. Das hatte auch in der Schule zu einer Reaktion der Lehrkräfte geführt, die wir als Hilflosigkeit seiner Lehrer interpretieren mußten. Der uns im Rahmen eines sogenannten pädagogischen Gesprächs erteilte Auftrag, ein psychosomatisches Gutachten erstellen zu lassen, sollte bewirken, mit diesem Gutachten eine Abneigung gegen die Schule zu belegen. Auch hier wäre es angebracht gewesen, einzelne Lehrer hätten überprüft, von welcher Qualität ihr Zugang zu Till-Philipp war. Da aber jegliche Zweifel an Lehrkräften unerwünscht war, mußte das Versagensmoment an unserem Sohn fest gemacht werden.

»*Die zeitliche Belastbarkeit wird mit bis zu 3 Stunden täglich eingeschätzt.*«

Wenn die zeitliche Belastbarkeit tatsächlich nur bis zu 3 Stunden täglich betrug, dann wurde Till-Philipp in der Schule jeden Tag über sein verträgliches Maß hinaus belastet. Das ging aber weder aus den Äußerungen der Lehrkräfte hervor noch aus seinen Zeugnissen. Dieser Sachverhalt gab uns den Anlaß, diese Aussage des Gutachtens zu bezweifeln.

»*Klare Anweisungen und geduldige Anleitung sind notwendig. Eine übersichtliche und gut strukturierte Umgebung ist erforderlich.*«

Ein vernünftiges und erfolgsorientiertes Arbeiten ist nach unserer Meinung nur in einer gut strukturierten Umgebung möglich, in der ausschließlich klare Anweisungen gegeben werden. Wie soll der Start in das Arbeitsleben eines jeden Jugendlichen gelingen, wenn diese Voraussetzungen nicht gegeben sind?
»*Unter diesen Rahmenbedingungen sollten z. B. im Rahmen einer Fördermaßnahme Tätigkeiten auf dem allgemeinen Arbeitsmarkt mit entsprechender Anleitung geprüft werden.*«
Hier vermißten wir konkrete Vorschläge bzw. Vorstellungen, wie Fördermaßnahmen zu gestalten wären und wo sie durchzuführen waren.

18.4.2. Das psychologische Gutachten

Das psychologische Gutachten ist weitestgehend positiv ausgefallen. Bei dem tabellarischen Kopf des Gutachtens fiel auf, daß als veranlassende Stelle »*BB: Reha*« eingetragen ist. Tatsächlich hatten wir das Gutachten veranlaßt, um dem Arbeitsamt die Möglichkeit in die Hand zu geben, ob der aufnehmende Betrieb finanzielle und pädagogische Unterstützung erhalten konnte, wenn die Gutachten entsprechend positiv ausfallen.

In den einleitenden Fragestellungen wird als Aufgabe notiert, ob eine Lernbehinderung oder eine geistige Behinderung vorlag. Diese Fragestellung überraschte, da allen bekannt war, daß Till-Philipp durch eine freie Trisomie 21 geistig behindert ist. Hinter der Fragestellung, in welchem Umfang besondere Hilfen erforderlich waren, war das Kürzel WfB (Werkstatt für Behinderte) mit einem Fragezeichen versehen. Ob ein Einsatz auf dem 1. Arbeitsmarkt möglich war, war in Klammern hinzugefügt: Evt. mit Hilfe einer Arbeitsassistenz? Wir hatten während des Gesprächs deutlich gemacht, daß eine WfB für uns nicht in Betracht kam. Laut eines Schreibens des Bundesministeriums für Arbeit und Sozialordnung ist der Rechtsanspruch auf Arbeitsassistenz für schwerbehinderte Menschen eine wichtige Neuerung im Sozialgesetzbuch IX. Diese Neuerung schien dem Arbeitsamt Braunschweig noch nicht bekannt zu sein, sonst hätte der Zusatz bei der Fragestellung anders formuliert werden müssen.

18.4.3. Das nervenärztliche Gutachten

Dieses Gutachten erhielten wir erst nach der Besprechung bzw. nach dem Abschluß unserer Auseinandersetzung mit dem Arbeitsamt. Wir hatten darauf bestanden, es zu erhalten.

Im Abschnitt ‚Vorgeschichte' erwähnte der Neurologe, Till-Philipp würde an einer Trisomie 21 leiden. Wir haben in keiner seiner bisherigen Lebensphase etwas an ihm erkennen können, was diese Behauptung auch nur im Ansatz belegen könnte. Er ist Träger einer Trisomie 21, das ist korrekt, aber er leidet nicht darunter oder daran. Darunter leidet die Gesellschaft einschließlich Ämtern und Behörden, gerade deshalb will man ihn doch in ein Ghetto abschieben.

Es wurde beschrieben, unser Sohn habe als Integrationskind die Grundschule und dann die Integrierte Gesamtschule in Schandelah besucht. Er schloß die Vorgeschichte ab mit dem Hinweis, wir würden die schlechte Sprache auf die mangelnde Unterstützung in der Sonderschule(!) zurückführen. Tatsache war, daß es in Schandelah keine Integrierte Gesamtschule gibt, wir gaben bei ihm an, er besuche eine IGS in Braunschweig, Tatsache war auch, Till-Philipp hat nie und zu keiner Zeit eine Sonderschule besucht. Ich vermutete, er war bei der Begutachtung nicht in gebotener Weise aufmerksam, sonst hätte er es korrekt notiert und hier wieder gegeben. Ob das mit anderen Fakten ebenso geschah, kann ich nicht beurteilen.

Der psychopathologische Befund enthielt Hinweise in Bezug auf Sprachstörungen und Störungen bei der Wortbildung sowie Grammatik. Das war soweit korrekt, nur sagte das wenig über Till-Philipp aus, dafür aber mehr über jene, die mit ihm gearbeitet haben, ohne sie zu benennen. Seiner ausgeprägten Sprach- und Verständnisstörungen wegen seien die Denkabläufe nicht sicher beurteilbar.

Hochgedacht auf eine betriebliche Beschäftigung hätte vielleicht dabei bedacht werden sollen, daß die Zeitspanne des innerbetrieblichen Verweilens ungleich länger ist als die halbe oder knappe Stunde, in der der Neurologe Till-Philipp zur Beobachtung hatte.

In diesem Teil des Gutachtens wird auch suggeriert, Till-Philipp habe sich dem Neurologen <u>in unserem Beisein</u> nicht öffnen wollen: »*Erst unter vier Augen antwortete er offen und weitgehend ungehemmt.*« Der Neurologe wird ohne unser Dabeisein eine andere Zugangsweise gewählt haben.

Der neurologische Befund war zwar angereichert mit spezifischen Fachausdrücken, aber frei von Fehlbeurteilungen, soweit ich das beurteilen kann.

Der Neurologe hielt Till-Philipp nicht nur für den allgemeinen Arbeitsmarkt für untauglich, weil er in jeder Beziehung überfordert wäre, es war für ihn auch fraglich, ob Till-Philipp für eine Werkstatt für Behinderte ausreichend belastbar sei. Seiner Meinung nach sei eine Unterbringung in einer speziellen Einrichtung wie der Stiftung Neuerkerode erforderlich.

Für das kommende Gespräch, in dem die Gutachten und die darauf basierende Entscheidung des Arbeitsamtes zur Diskussion standen, ergaben sich für uns auf Grund der vorstehenden Überlegungen einige Fragen, die wir auch geklärt haben wollten:

1. Gewährt das Arbeitsamt nach Vorliegen des Gutachtens dem aufnehmenden Betrieb finanzielle und pädagogische Unterstützung?
2. In welchem Zusammenhang stehen die gemessenen Gehirnströme zu der anstehenden Entscheidung des Arbeitsamtes?
3. Warum erfuhren wir aus Ihrem Hause bisher nichts vom Rechtsanspruch Behinderter auf Arbeitsassistenz?
4. Weil der beauftragte Neurologe noch nicht einmal
   a) wußte, was eine Integrationsklasse ist
   b) keinen Zugang zu unserem Sohn gefunden hatte,
   c) die Gehirnströme unseres Sohnes gemessen hatte und
   d) sich gezwungen sah, uns zu einer WfB der Lebenshilfe zu überreden,
   halten wir ihn für nicht ausreichend qualifiziert.
5. Die Sonderschulpädagogin in der Grundschule wurde nach den vier Jahren an die Sonderschule versetzt, an der die Frau des hinzugezogenen Psychologen arbeitete. Damit werden wir dem Psychologen namentlich bekannt gewesen sein und er wird über Informationen über die dramatischen Vorgänge in der Grundschule verfügen. Aus diesem Grunde halten wir den Psychologen für befangen.
6. Vorstehende Argumente berechtigen uns, die Gutachten anzufechten.

18.5. Das Abschlußgespräch

Als Konsequenz meiner Ankündigung ließ sich offensichtlich die Sachbearbeiterin, sie mag sich möglicherweise Berufsberaterin nennen, von einem Kollegen vertreten, einem Fachberater für Rehabilitanden und Behinderte. Dieser eröffnete das Gespräch nicht mit dem Vorlesen der Gutachten, sondern führte die Atmosphäre mit der dem Gutachten entnommenen Bemerkung, unser Sohn sei langfristig weniger als drei Stunden täglich belastbar und müsse deshalb in eine Werkstatt für Behinderte (WfB), unter den Gefrierpunkt. Seine Art der Diskussionsführung verriet mir, er als Experte sei im Besitz der einzigen Wahrheit in diesem Punkt und dulde deshalb auch keinen Widerspruch.

Auf meine Nachfrage wurde ausdrücklich festgestellt, daß die sehr geringe Belastbarkeit nur für den allgemeinen Arbeitsmarkt zutrifft, nicht für eine Werkstatt für Behinderte und nicht für den Schulbetrieb.

Ich war bemüht, das Gespräch zunächst auf einige Fehler und sonstige Punkte in den uns bekannten Gutachten zu lenken. Aus diesem Grunde wurde die Amtsärztin, vorgenannte Internistin, zu dem Gespräch hinzugezogen. Keine unserer Fragen aus dem vorgenannten Katalog konnte beantwortet werden.

Nach dem uns das in dem Gespräch nicht weiter brachte und wir unsere Verweigerung mit den oben schon einmal erwähnten Argumenten begründeten, machte unsere Begleitung einen Vorschlag. Es sei doch gar keine so schlechte Idee, Till-Philipp in einer solchen Werkstatt anlernen zu lassen. Wir könnten ihn ja nach der Lernphase wieder herausnehmen und den Betrieben anbieten. Ich überlegte kurz und stimmte dem zu unter der Voraussetzung, daß uns diese Möglichkeit der Herausnahme nach der Ausbildungsphase schriftlich mit Unterschrift zugesichert werde.

Dies konnte der das Gespräch führende Mitarbeiter des Arbeitsamtes nach eigenem Bekunden nicht machen. Damit gab es für uns nichts mehr zu sagen. Nach nochmaligem Appell an uns, Till-Philipp einer Werkstatt für Behinderte anzuvertrauen und unter Hinweis auf die noch bestehende Schulpflicht, die abzuleisten unser Sohn verpflichtet ist, ging das Gespräch zu Ende.

Ich weckte, harmlos gesagt, seinen Unmut, als ich zur Begründung, warum wir eine WfB nicht gutheißen, bemerkte, daß wir unseren Sohn nicht gesellschaftlich entsorgen wollten, und auf diese Weise schon gar nicht. Er verwahrte sich bestimmt und energisch dagegen in diesem Zusammenhang von Entsorgung zu sprechen. Er muß wohl bei diesem Begriff an Müll gedacht haben.

18.6. Das Ende einer fruchtlosen Zusammenarbeit

Wenige Tage nach dieser Besprechung informierte ich unseren Gesprächspartner, wie wir über das Gespräch reflektiert hatten. Ich legte ihm dar, wie wir die gesamte Angelegenheit, also Behinderte, in diesem Fall geistig Behinderte, und Gesellschaft betrachteten. Wir wußten sehr wohl, daß wir da gravierend abweichen von der staatlichen Sicht der Dinge, zu der er als Beamter verpflichtet war.

Unsere Absicht, unseren Sohn im ersten, d.h. allgemeinen Arbeitsmarkt unterzubringen, war mit entsprechender Begründung ebenso Bestandteil der Information wie die Angabe seiner Kollegin, unserer bisherigen Ansprechpartnerin, daß eine diesbezügliche Unterstützung nur dann geleistet werden konnte, wenn das Ergebnis einer Begutachtung unseres Sohnes dies gerechtfertigt erscheinen ließ. So willigten wir ein, unseren Sohn durch seine Behörde begutachten zu lassen.

Das Resultat reiflicher und langer Überlegung war die Ablehnung des amtsärztlichen Gutachtens. Entgegen der Ankündigung wurde das Gutachten nicht verlesen und der Gesprächspartner war ein anderer. Diese Änderung in der Person des Ansprechpartners hatte uns irritiert, wie es uns immer irritierte, wenn aus nicht ersichtlichen Gründen und ohne vorherige Ankündigung die amtliche Bezugsperson ausgetauscht wurde. Gerade bei diesem sensiblen Thema hatten wir unter solchen Bedingungen oft das Nachsehen.

Der Verzicht auf das Vorlesen der Gutachten wurde mit der Minderwertigkeit unseres Sohnes in Bezug auf seine Qualität und Tauglichkeit für die sog. freie Wirtschaft begründet. Natürlich mit einer amtlich ausgesuchten Wortwahl, die eine solche direkte Aussage vermied, aber dennoch deutlich machte.

Das amtsärztliche Gutachten enthielt Fehler, deren Entstehen bzw. Einfließen in das Gutachten uns in dem Gespräch nicht hinreichend erläutert wurde. Der Hinweis, daß nach Aktenlage beurteilt wurde, hat uns deutlich gemacht, daß ein persönliches Erscheinen unseres Sohnes in seiner Behörde überhaupt nicht erforderlich war. Daß er dennoch kommen mußte, erklärten wir uns damit, daß Ämter nicht anders konnten, weil die Vorschriftenlage nichts anderes zuließ und die Behörde keinen diesbezüglichen Ermessensspielraum zugestanden wurde.

Wir wurden im Unklaren gelassen, was zu der Diagnose Echolalie führte. Till-Philipp hatte nach fachmännischer Auskunft keine Echolalie. Im Anhang habe ich mit Quellennachweis die Definition der Echolalie angefügt. Wir wurden im Unklaren darüber gelassen, warum bei unserem Sohn die Gehirnströme gemessen wurden und welche Erkenntnisse daraus gezogen wurden im Hinblick auf die Fragestellung, nämlich ob das Arbeitsamt zu finanzieller und pädagogischer Hilfestellung einem aufnehmenden Betrieb gegenüber bereit ist. (Daß die Messung der Gehirnströme durch Till-Philipp's Verweigerung fehl schlug, erfuhren wir erst nach Aushändigung der gesamten Gutachten, nachdem diese Kommunikation beendet war.)

Die Feststellung, daß durch unsere intensiven Fördermaßnahmen eine Integrationsbeschulung möglich wurde, zeigte eine große Wissenslücke in der Behörde auf. Keine Schulbehörde würde auf die Idee kommen, für eine Integrationsklasse Gelder verfügbar zu machen und sie zulassen, weil die Eltern ihr behindertes Kind intensiv gefördert haben. Analog zu gesetzlichen Vorschriften für die Bereitstellung von beruflichen integrativen Fördermaßnahmen für die Arbeitsbehörde schreibt die Gesetzeslage in Niedersachsen eine entsprechende Antragstellung voraus, deren Genehmigung unter finanziellen Vorbehalt steht. War kein Geld verfügbar, gab es auch keine Integration. Nach einer intensiven Förderung durch die Eltern wird überhaupt nicht gefragt.

Der beauftragte frei praktizierende Neurologe sollte mit seiner Begutachtung dazu beitragen, ob Till-Philipp fähig war, einen integrativen Arbeitsweg einzuschlagen. Die Tatsache, daß dieser Neurologe nicht wußte, was eine Integrationsklasse in der Schule ist, disqualifiziert ihn für diese Aufgabenstellung. Sein hauptsächliches Anliegen war, uns für eine Werkstatt für Behinderte (WfB) der Lebenshilfe zu gewinnen. Zu unserem Sohn fand er keinen Zugang, was am Verhalten unseres Sohnes deutlich abzulesen war. Uns war nicht klar, was nach Ansicht des Arbeitsamtes diesen Neurologen für diese Aufgabe als geeignet erscheinen ließ.

Die einzige Erklärung dafür sehen wir in dessen Bemühen, uns für eine Aufnahme in eine WfB vorzubereiten, was dem Arbeitsamt im Falle eines Erfolges recht gewesen wäre.

Wenn es in dem Anschreiben an den Neurologen, das uns für ihn mitgegeben wurde, hieß:

»Nach den geltenden gesetzlichen Bestimmungen (83 SGB X i.V.m. § 19 Bundesdatenschutzgesetz BDSG) haben Untersuchte ein nahezu uneingeschränktes Recht auf Einsicht in die sie betreffenden ärztlichen Unterlagen des Arbeitsamtes. Ich bitte Sie, dies bei der Formulierung Ihres Gutachtens zu berücksichtigen. Weiterhin bitte ich Sie, daß in Ihrem Gutachten keine schützenswerten Daten Dritter erwähnt werden.«

so wunderte es uns sehr, daß wir nicht auf unser hier beschriebenes Recht aufmerksam gemacht worden sind. Das schaffte Raum für mancherlei Gedanken und Spekulationen, die nicht unbedingt im Einklang mit der Behörde standen. Dies traf auch für die Formulierung zu, in der zu verbaler Umschreibung von Sachverhalten aufgerufen wurde, die uns nicht genehm sein könnten. Lag darin die Begründung, warum wir das Gutachten nicht erhalten haben? Wir forderten, uns das Gutachten verfügbar zu machen!

Es hatte uns bedenklich gestimmt, daß das Hauptresultat der Begutachtung Till-Philipp's zu geringe Belastbarkeit war, die langfristig unter drei Stunden täglich liege und ihm keine Weiterentwicklung zugestanden wurde. Dieses Ergebnis beruhte nicht etwa auf der Erkenntnis eigener Untersuchungen, sondern wurde aus der Aktenlage erkannt. Die ausschlaggebende Akte stammte unseres Wissens nicht von einem Arbeitsmediziner oder Arbeitspsychologen. In diesem Zusammenhang wurde uns nicht nachvollziehbar gemacht, warum diese drei Stunden nicht für den Schulbesuch zutrafen. Wir wurden zu der Erkenntnis geführt, daß die weniger als drei Stunden täglich bestehende Belastbarkeit auch nicht für die vorgeschlagene Ausbildung in einer WfB gelten konnte. Eine normalbetriebliche Ausbildung dürfte sich kaum von einer Ausbildung in einer WfB unterscheiden. Es sei denn, sie war in einer WfB nicht berufsbezogen, was als Training bezeichnet wurde, ich nannte es Dressur.

Es stimmte uns ebenfalls bedenklich, daß unsere Sprachregelung als nicht angemessen beurteilt wurde. Was die Gesellschaft nicht benötigt, schafft sie beiseite, das war früher nicht anders als heute. Was die Gesellschaft nicht benötigt, entscheidet sie in aller

Regel nicht selber, sondern überläßt es, mitunter kritiklos, dem Personenkreis, der die Gesellschaft zu repräsentieren glaubt, womit der Personenkreis im allgemeinen demokratischen Verständnis rechtlich unanfechtbar ist. Ob wir dieses demokratische Verständnis teilen, steht hier nicht zur Diskussion. Die „gesellschaftliche Hygiene" zeichnet sich auch dadurch aus, daß im öffentlichen Erscheinungsbild Behinderte, auch und vor allem geistig Behinderte, kaum anzutreffen sind, also nicht in ihrem prozentualen Anteil vertreten sind. Wo sind denn diese Behinderten? Sie werden in gesonderten Kindergärten betreut, sie werden in gesonderten Schulen unterrichtet, sie arbeiten weit unter Tarif in gesonderten Betrieben, die Werkstätten genannt werden, in denen es nur Tarife für das nicht behinderte Personal gibt, sie wohnen in gesonderten Immobilien, die häufig räumlich den WfB's angeschlossen waren. Für uns war das eine gründliche gesellschaftliche Entsorgung. Der beauftragte Neurologe hatte sich sehr bemüht, uns für diese Entsorgung zur weiteren Effizienz der Gesellschaftshygiene zu gewinnen.

Wir konnten uns nicht vorstellen, daß die Bediensteten der Arbeitsbehörde ein so beschriebenes Leben führen möchten. Sie hatten ja auch jede Möglichkeit, für sich so eine Lebensführung auszuschließen. Eine solche Möglichkeit hatten die Behinderten nicht, wahrscheinlich hatten sie auch kein verbrieftes Recht darauf, für sich ein solches Leben auszuschließen. Das Leben der geistig Behinderten verläuft fremdbestimmt, der Gesetzgeber verlangt für sie die Einrichtung einer Betreuung, wenn sie 18 Jahre alt geworden sind. Nach meiner Meinung war das nicht vereinbar mit der Verfassungsvorgabe »*Niemand darf wegen seiner Behinderung benachteiligt werden*« (Art.3 Abs.3 Satz 2 GG). Die fortschreitende, von Behörden und Medizinern unterstützte Segregation hielten wir für verfassungswidrig.

Um über den Vorschlag nachzudenken und zu einer Entscheidung zu kommen, Till-Phillip in einer WfB über 27 Monate eine Art Ausbildung angedeihen zu lassen, war erst dann möglich, wenn wir uns weitere Informationen verfügbar gemacht haben. Wir waren davon ausgegangen, das Gutachten würde eine spezifische Eigenschaft von Till-Philipp für die Behörde sichtbar machen, nämlich seine völlige Ausgeglichenheit und Ruhe, die er auch in seinem Spielen und ‚Arbeiten' nicht verliert. Voller Stolz bezeichnete er seine Beschäftigung mit seinem PC als ‚Arbeit' entsprechend seiner Devise, wie Vati das macht. Sein Umgang mit dem PC ist alles andere als primitiv, sein PC ist mit zwei Druckern und einem Flachbettscanner optimal ausgerüstet. Zeitdruck wird seine Persönlichkeit zerstören, und deshalb wollten wir Zeitdruck in seinem Leben zunächst nicht zulassen. Das machte ihn nicht für jeden Betrieb geeignet. Es wird schwierig sein, eine WfB zu finden, die ihn in 27 Monaten für einen Hotelbetrieb oder einem anderen Betrieb qualifizieren konnte, der nur ‚Hardware' produzierte. Im Rahmen dieser Fragestellung war es sehr von Nutzen, vom Amt die schriftliche Zusage zu erhalten, daß nach Ablauf dieser 27 Monate keinerlei Verpflichtung für Till-Philipp und uns bestand, unseren Sohn in einer WfB weiter beschäftigen zu lassen.

Das Amt reagierte nicht, weshalb ich telefonisch Kontakt aufnahm. Dabei erfuhr ich von dem Fachberater, wie er an Informationen kam. Ich erfuhr aber auch, daß er hinter unserem Rücken mit einer Werkstatt für Behinderte schon Kontakte geknüpft hatte, ohne von uns dazu legitimiert worden zu sein. Eine Vorgehensweise, die wir auf gar keinen Fall billigen konnten. Wir vereinbarten auch eine schriftliche Antwort auf unseren Brief, in dem wir über das Gespräch reflektierten.

Etwa zwei Wochen danach bekamen wir Post vom Arbeitsamt mit Unterlagen über eine WfB. Der Begleittext, der in ein Formular gezwängt war, forderte uns auf, unsere Entscheidung mitzuteilen. War das der vereinbarte Brief?

Unsere Antwort hielten wir ebenfalls kurz. Wir bedankten uns für die von uns nicht angeforderten Unterlagen und schickten sie wieder zurück. Wir erinnerten ihn an unsere telefonische Vereinbarung und vermerkten, daß er bewußt von unserer mündlichen Abmachung abwich, um unseren Sohn mit aller ihm zur Verfügung stehenden Macht in eine Werkstatt für Behinderte der Lebenshilfe ‚einzuweisen'. Er hatte am Telefon durchblicken lassen, daß er zu diesem Zeck schon vorbereitende Gespräche mit der Lebenshilfe Wolfenbüttel geführt hatte.

Er hatte mich in diesem Telefonat auch zu der Erkenntnis geführt, daß die von mir vorgetragenen Argumente für ihn absolut bedeutungslos waren. Diese Art der Herabwürdigung von uns sehr verantwortungsbewußten Eltern mit unseren Erfahrungen und Plänen für die Zukunft unseres Sohnes hinzunehmen waren wir nicht gewillt.

Wir hatten keinen Vermittlungsantrag für unseren Sohn gestellt. Wenn er ohne einen Antrag tätig geworden war, dann wußte ich zwar nicht, auf welcher rechtlichen Grundlage dies erfolgte, er konnte uns das und das Ergebnis dennoch gerne schriftlich vortragen. Uns auf dieser Basis jedoch zu einer Entscheidung zu drängen, hielten wir für absolut nicht angebracht und für unangemessen.

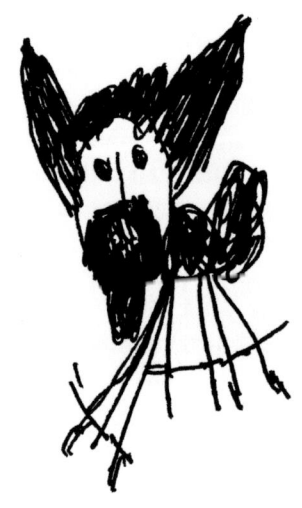

Mikesch ganz traurig

03.11.2002

19. Das Ende einer Ära

Unserer Anstrengungen, für Till-Philipp einen Weg in die berufliche Zukunft zu bereiten, zeitigten in der Summe ein negatives Ergebnis. In der schulisch betreuten Bewältigung seiner Pubertät und Adoleszenz sahen wir eine Chance, ihn nach zwei weiteren Schuljahren außerhalb einer WfB unterbringen zu können.

Wir wissen, er kann keinen Beruf vollständig erlernen, aber als Aushilfskraft wird er nach einer entsprechenden Anlernphase für einige Betriebe nützlich sein können. Je mehr er dann in seinem beruflichen Umfeld tätig sein wird, um so kompetenter wird er werden. Die Schwierigkeit lag nun darin, dies den Betrieben und der Schule deutlich zu machen.

Wir erkannten bzw. erahnten die jetzt eingetretenen Schwierigkeiten schon zwei Jahre vor seiner regulären Schulentlassung und beantragten deshalb im Niedersächsischen Kultusministerium eine Befreiung von der Schulpflicht nach Abschluß der zehnten Klasse oder eine Wiederholung der neunten und zehnten Klasse.

Wir wollten damit verhindern, daß er seine Schulpflicht auf der zuständigen Sonderschule abzuleisten haben wird. Eine solche abschließende Beschulung würde ihn aus der Gesellschaft katapultieren, und sie wäre auch kontraproduktiv. Er würde nicht wissen, was dann mit ihm geschieht. Wir sahen uns verpflichtet, ihm diese Rückentwicklung zu ersparen.

Das Ministerium sah sich nicht in der Lage, dies zu entscheiden und verwies diese Angelegenheit, zuständigkeitshalber, an die Bezirksregierung, die umgehend reagierte. Wir wurden vom zuständigen Dezernenten zu einem Gespräch eingeladen, um über Till-Philipps nachschulische Zeit ein klärendes Gespräch zu führen.

Wir verständigten uns darauf, daß wir einen Betrieb suchen, der Till-Philipp aufnimmt, und der Dezernent versprach, alle dann damit verbundenen behördlichen Regelungen für uns zu erledigen. Unsere Frage, was zu tun sei, wenn wir keinen Betrieb finden, blieb unbeantwortet.

Einige Tage darauf bekamen wir von der Bezirksregierung ein Schreiben, das die Antwort auf vorstehende Frage zu enthalten schien. Darin wird auf § 67 Abs. 5 des Schulgesetzes (Siehe Anhang) verwiesen, wonach Jugendliche, die nicht in einer Berufsausbildung stehen und im besonderen Maße auf sozialpädagogische Hilfe angewiesen sind, ihre Schulpflicht durch den Besuch einer Einrichtung erfüllen können, die auf eine Berufsausbildung oder eine berufliche Tätigkeit vorbereitet.

Ersatzweise könne auch die Schulpflicht auf der Grundlage eines einzelfallbezogenen Förderplanes erfüllt werden. Dieser muß von der Einrichtung und der Berufsschule aufgestellt werden, die unser Sohn dann zu besuchen hätte, ohne an dieser Schule angemeldet zu sein.

Gemeint waren damit Jugendwerkstätten oder andere (entsprechende) Einrichtungen. Weder der Landkreis noch die Stadt Wolfenbüttel hielten Einrichtungen dieser Art vor. Braunschweig hatte fünf Jugendwerkstätten, von denen aber nach telefonischer Auskunft keine für Jugendliche mit Trisomie 21 (»*Was ist das denn?*«) offenstand, da für diese Jugendlichen die Werkstätten der Lebenshilfe da wären.

Hier gab es also eine Barriere, die zu überwinden für Einzelpersonen bzw. für eine Familie kaum möglich schien und keine Behörde behilflich sein wollte, konnte oder (vom Gesetz her, aber welches) durfte. Es gab aber auch keine gesetzliche Grundlage, die für geistig behinderte Jugendliche zwingend die Werkstatt für Behinderte vorsah für den Fall, wenn alle anderen Möglichkeiten in der freien Wirtschaft nicht greifen.

Ich will jetzt nicht die Betriebe schelten, kann aber auch nicht unerwähnt lassen, wie sie sich aus der Verantwortung ziehen. Betriebe ab einer bestimmten Größe müssen quotenabhängig behinderte Mitmenschen beschäftigen oder eine entsprechende Ausgleichabgabe an den Staat abführen. Aufträge an Werkstätten für Behinderte werden dabei verrechnet. Das nutzt z.B. der größte Arbeitgeber hier dazu, niedere Arbeiten an WfB's zu vergeben und entzieht sich damit der Ausgleichsabgabe.

Die Werkstätten stehen untereinander im Wettbewerb, was bedeutet, daß die Werkstatt einen Auftrag erhält, die für den vergebenden Betrieb das günstigste Angebot macht. Um dies zu erreichen, benötigen die Werkstätten fähige und tüchtige behinderte Arbeitnehmer, die nicht als solche bezeichnet werden und die auch nicht nach Tarif entlohnt werden, der frei ausgehandelt wurde.

Nach dem Sozialgesetzbuch gehören die Werkstätten für Behinderte zu den Rehabilitationseinrichtungen. Ihre Aufgabe ist es, behinderte oder beeinträchtigte Menschen auf den allgemeinen Arbeitsmarkt vorzubereiten. Das bedeutet, daß die fähigsten behinderten Mitarbeiter in die Wirtschaft überwechseln sollten oder könnten. Geschähe dies im normalen Umfang, büßten die Werkstätten höchstwahrscheinlich ihre Wettbewerbsfähigkeit untereinander ein. Offensichtlich wissen dies auch die Betriebe und übernehmen deshalb keine behinderten Arbeitnehmer aus den Rehabilitationseinrichtungen.

19.1. Antrag auf Erfüllung der Schulpflicht

Die Zeit verstrich und wir kamen zu keinem akzeptablen Ergebnis. Das Arbeitsamt versagte die Hilfe, weil seiner Ansicht nach die Wertigkeit unseres Sohnes zu gering war. Die Betriebe sahen keine Möglichkeit einer Beschäftigung für unseren Sohn, nicht etwa, weil sie etwas gegen Behinderte hatten, nein, die wirtschaftliche Lage erlaubte es nicht. Von hundert angeschriebenen Betrieben antwortete allerdings nur die Hälfte. Über die Gründe, die die andere Hälfte der Betriebe zum Schweigen veranlaßte, läßt sich ohne Spekulation nichts sagen.

Uns blieb als Aktion und als Reaktion, entweder um eine Befreiung von der Schulpflicht oder ein freiwilliges Zurücktreten um zwei Klassen in der IGS nachzusuchen. Letzteres formulierten wir als Antrag auf Erfüllung der Schulpflicht an die IGS, die Till-Philipp besuchte und reichten ihn im Februar des letzten Schuljahres ein. Die Schule bestätigte umgehend den Eingang des Antrags.

Unser Antrag hatte eine Klassenkonferenz zur Folge, die nach gut zwei Wochen stattfand und in der das Für und Wider diskutiert wurde. Das Ergebnis dieser Konferenz wurde zusammen mit unserem Antrag der Bezirksregierung vorgelegt. Diese hatte nach weiteren vier Wochen über unseren Antrag negativ beschieden, was uns die Schule nach wiederum vier Wochen mitteilte.

Der Bescheid der Bezirksregierung hielt zwei Gründe vor, nach denen eine Klassenwiederholung nicht zu genehmigen war. Der erste Grund bezog sich auf den § 7 der Durchlässigkeits- und Versetzungsverordnung vom 19.11.2003. Dieser Paragraph ist im Anhang mit dem § 8 aufgeführt. Die Aussage in beiden Paragraphen konnte mit positiver Absicht so interpretiert werden, daß ein freiwilliges Zurücktreten möglich wurde.

Till-Philipp wurde nach den Rahmenrichtlinien der für geistig behinderte Schüler zuständigen Bildungseinrichtung unterrichtet. Diese Schulen unterrichten ihre Schüler, bis wenigstens die Schulpflicht erfüllt ist, also bis zu ihrem 18. Lebensjahr. Aus diesem Grunde sollte eine Weiterbeschulung ebenfalls möglich sein.

Der zweite Grund bezog sich auf die negative Beschlußlage der Klassenkonferenz. In der schriftlichen Begründung des Schulleiters in seinem Schreiben, in dem er uns den Entscheid der Bezirksregierung mitteilte, führte er auf, daß die Klassenkonferenz keine Gesichtspunkte erkennen konnte, nach denen Till-Philipp in den beiden künftigen Jahren an seiner Schule so an Reife wird gewinnen können, um danach einen erfolgreichen Einstieg in den ersten Arbeitsmarkt zu bewerkstelligen.

Gab diese Aussage nun eine Entwicklungsprognose über unseren Sohn ab, oder gab sie zu verstehen, daß die Fähigkeiten der Lehrkräfte nicht ausreichten, um Till-Philipp reifer werden zu lassen. Ich möchte beide vorstehenden Argumente als Hypothese verstanden wissen, denn ich konnte mich genauso wenig über die Fähigkeiten der Lehrkräfte äußern, wie diese kaum Entwicklungsprognosen über einen Jugendlichen mit Trisomie 21 abgeben konnten, auch wenn sie ihn sechs Jahre lang unterrichtet hatten.

Die so entstandene Situation mußte unserer Meinung nach in Gesprächen mit den Verantwortlichen erörtert werden. Beide waren zunächst nicht erreichbar, der Schulleiter war auf Klassenfahrt, der Dezernent war ständig außer Haus, um Abiturprüfungen abzunehmen.

Schließlich ergab sich ein Gespräch mit dem Schulleiter, dem wir unsere Argumente vortragen konnten, die auf Interesse stießen und nicht sofort beiseite gewischt wurden. Das Gespräch fand wenige Tage vor der zweiten Klassenkonferenz statt, die erforderlich wurde, weil wir gegen den Beschluß der Bezirksregierung Widerspruch eingelegt hatten.

Der Dezernent verweigerte ein Gespräch, weil seiner Meinung nach diese Angelegenheit nicht schulfachlicher Natur war, sondern schulrechtlich zu behandeln sei, und dafür sei er nicht zuständig. Jeder weitere Kontaktversuch blieb ergebnislos. Daraus resultierte dann schließlich unser Widerspruch gegen seinen Entscheid.

In diesem Widerspruch trugen wir auch vor, daß ein Betrieb, der Till-Philipp nach dem Abklingen von Pubertät und Adoleszenz einstellen möchte, also nach etwa zwei Jahren, die er noch zur Schule gehen sollte, von seiner Einstellungsabsicht abrücken werde.

Der Eingang unseres Widerspruchs wurde von ihm und von einer Mitarbeiterin der Rechtsabteilung bestätigt. Letztere kündigte an, sie werde nach der Entscheidung der erneut einberufenen Klassenkonferenz über unseren Widerspruch entscheiden.

19.2. Konferenzprotokolle

Die zweite Klassenkonferenz erbrachte keine andere Beschlußlage als die erste. Laut Konferenzprotokoll gewannen die Konferenzteilnehmer keine neuen Einsichten. Das Protokoll der ersten Konferenz sagte aus, daß eine Verlängerung der Integrationsmaßnahme von der Bezirksregierung verfügt werden müsse, die laufende Maßnahme sei zeitlich befristet. So waren die weiteren Argumente in dem Protokoll als Entscheidungshilfe für die Bezirksregierung zu begreifen.

Es wurde weiterhin im Protokoll festgehalten, daß übereinstimmend Beobachtungen beschrieben wurden, wonach Till-Philipps Entwicklung zur Selbstständigkeit nicht in dem Umfang vorangeschritten war, wie das in einer speziellen Einrichtung möglich gewesen wäre.

Die Beschulung an einer Schule für geistig Behinderte würde mehr Gelegenheit zur Begegnung mit Gleichaltrigen auf gleichem Niveau bieten, mehr Zeit für lebenspraktischen Unterricht, eine bessere Rhythmisierung des Tagesablaufs, mehr Ruhezonen, eine bessere therapeutische Versorgung und aufgrund der besseren personellen, räumlichen und materiellen Ausstattung eine effektivere individuelle Förderung als es die Gegebenheiten an einer IGS zulassen.

Die Chancen auf dem ersten Arbeitsmarkt wurden sehr pessimistisch beurteilt. Till-Philipps sehr geringe Belastbarkeit und der sehr hohe Aufwand für seine Betreuung und Beaufsichtigung sowie eine sehr geringe Belastbarkeit für das kognitive Lernen wurden dafür als Begründung ausgewiesen.

Schutz der jüngeren Schüler im Fall eines Zurücktretens um zwei Jahre wurde ebenfalls festgehalten. Er konnte die Wirkung seiner Körperkraft oft nicht einschätzen. Die Schülerinnen und Schüler dort sind jünger und körperlich kleiner und können sich möglicherweise nicht gegen seine „Umarmungen" wehren.

Die zunehmend deutlichen Hinweise auf Till-Philipps Unwohlsein bereitete große Sorge. Diese artikulieren sich häufig in auftretenden verbalen Äußerungen wie »*Will nicht!*«, »*Weiß nicht!*«, »*Nach Hause!*«, »*Pause!*«, »*Feierabend!*«, »*Kuschelraum!*«. Hinzu kommen die nonverbalen Hinweise wie häufiges Erbrechen. (Dennoch wurde in seinen Zeugnissen bzw. Lernentwicklungsberichten bestätigt, daß Till-Philipp gern zur Schule kommt!)

Auf die Idee zu kommen, daß dies Reaktionen auf Unstimmigkeiten zwischen einem oder mehreren Lehrkräften und Till-Philipp waren, verbot sich, denn Lehrer sind Menschen im Staatsdienst, die daher ‚per Gesetz' allen Schülern sympathisch waren. Sollten sich dennoch Schüler-Lehrkraft-Verhältnisse einstellen, die nicht als sympathisch zu umschreiben wären, lag die Ursache immer beim Schüler. Wir hatten kein einziges Mal während der zehnjährigen Schulzeit von Till-Philipp erlebt, daß eine Lehrkraft über sich selbstkritisch reflektiert hatte.

Es verbot sich um des guten Verhältnisses willen, diesen Sachverhalt in der Schule und auch in der Schulbehörde zu thematisieren.

Was die Einlassung um Till-Philipps Begegnungen mit Gleichaltrigen auf gleichem Niveau in diesem Zusammenhang eine Rolle spielte, hielt ich ebenso für erklärungsbedürftig wie der Hinweis, auf die bessere Qualifikation einer Sonderschule, die gemäß Schulgesetz vom 29.04.2004 nun als Förderschule zu benennen ist. Ich bin geneigt anzunehmen, daß hier die Schule nach Ablauf von fast sechs Jahren zu dem Ergebnis gekommen war, daß Integration in der Schule auch Nachteile und Risiken birgt. Offensichtlich war der zu häufige Umgang Till-Philipp's mit gleichaltrigen Nichtbehinderten den Lehrkräften, zumindest aber den Teilnehmern der Klassenkonferenz nicht genehm.

Wenn wir gewollt hätten, daß Till-Philipp mehr Umgang mit Gleichaltrigen mit gleichem Niveau haben sollte, dann hätten wir keine Anstrengungen für eine Integration unternommen.

Aus beiden Protokollen war die Andeutung einer selbstkritischen Erkenntnis erahnbar, daß die IGS der Aufgabe einer Integration von Schülern mit Trisomie 21 nicht gewachsen war. Der Integrationsparagraph im Schulgesetz macht keine Einschränkung hinsichtlich der Auswirkungen dieser Behinderungsart. Das bedeutet doch für die Schule, sie habe im Entscheidungsfall für eine Integration den besonderen Bedürfnissen auch hinsichtlich ihrer Leistungserbringung Rechnung zu tragen.

Der Verweis, eine Schule für geistig behinderte Kinder habe sowohl eine bessere therapeutische, personelle, zeitliche und räumliche Versorgungsmöglichkeit, belegte zudem die Ansicht des Schulpersonals, die Behinderung oder wenigstens ihre Auswirkungen seien (weg)therapierbar. Es geht im schulischen Umgang gerade mit geistig behindern jungen Menschen nicht darum, aus ihnen normale nichtbehinderte Mitmenschen zu machen. Ziel und Aufgabe sollten sein, sie unter Beachtung ihrer behinderungsbedingten Besonderheiten gesellschaftskompatibel zu machen. Das erfordert natürlich nicht nur ein Arbeiten mit den behinderten Schülern, sondern mit allen Schülern, natürlich unter Beachtung der Zielvorgaben für die nichtbehinderten Kinder und Jugendlichen. Daß dies möglich ist, haben die Autoren Karl-Heinz Rosenthal und Michael Dahlke mit Ihrer Schrift „Unser Weg ... zu einem subjektorientierten, entwicklungslogischen, kooperativen und integrativen Unterricht" anschaulich und deutlich gemacht.

In der Begründung zum Ergebnis der ersten Gesamtkonferenz 1998, die eine Integration ablehnte, war von diesen Argumenten nicht die Rede. Das bedeutet, im Verlauf der sechs Jahre Integration sind Erkenntnisse gewonnen worden, die zeigen, daß ohne besondere Beachtung des zu integrierenden Schülers eine Integration zumindest fragwürdig erscheinen. Da das Schulgesetz keinen Eignungstest für behinderte Kinder vorsieht, die entsprechend dem Elternwunsch nicht auf einer Sonderschule unterrichtet werden sollen, muß eine Schule bei positiver Beschlußlage der Gesamtkonferenz im Zuge des Gleichheitsgebotes alle Schüler aufnehmen, deren Eltern eine Aufnahme beantragt haben.

Unterschiede in Qualität (Leistungsvermögen und Weisheits- bzw. Wissensstand) und Charakteristik (Verhalten gegenüber Mitschülern und Lehrkörper) bei normalen Kindern werden akzeptiert und dienen als Kriterium, ihnen die für sie richtige Schule zuzuweisen. Die Akzeptierung dieser Zuweisung ist Elternsache. Im Prinzip gilt das auch für behinderte Kinder, bei denen aber nicht differenziert wird, denn sie werden pauschal der Sonderschule zugewiesen. Eine Unterscheidung wird hier nur in Bezug auf die Behinderungsart getroffen.

Wird diese Zuweisung von den Eltern nicht akzeptiert, wird durch Antragstellung auf Integration ein behördliches Verfahren eingeleitet, das den betroffenen Eltern sehr viel abverlangt. Sie müssen das Informationsdefizit hinsichtlich der gesetzlichen Bestimmungen aufholen, um argumentativ gewappnet zu sein bei der behördlichen Auseinandersetzung, und sie müssen sich bewußt sein und mit diesem Bewußtsein umzugehen lernen, ein Kind zu haben, das, den allgemeinen Vorstellungen entsprechend, nicht in die Gesellschaft gehört. Die Absonderung beginnt im Sonderkindergarten, wird in der Sonderschule fortgesetzt und findet sein Finale in der lebenslänglichen Unterbringung in einer Arbeitswelt, die jede Berührung mit nichtbehinderten Kollegen nahezu ausschließt. Wären die allgemeinen Vorstellungen andere, z.B. daß auch behinderten Menschen ein Recht auf gesellschaftliche Teilhabe einzuräumen ist, wären andere Gesetze und Bestimmungen erforderlich.

Vor diesem Hintergrund ist die Integration in der Schule ein Tor in die Gesellschaft, das eigentlich für jeden Behinderten offen stehen sollte bzw. offen gehalten werden sollte. Im Fall von Till-Philipp artikulierten die Lehrkräfte ihre Absicht, dieses Tor für ihn ab sofort unpassierbar zu machen durch ihren Verweis auf die Schule für geistig behinderte Kinder.

Die Besonderheit einer integrativen Beschulung fordert nicht von behinderten Schüler eine Angleichung an das Normalniveau der Schule und ihrer Schüler, sondern eine Angleichung der Lehrkräfte an das unterschiedliche Schülerniveau. Wenn uns der Schulleiter bei der Mitteilung der negativen Beschlußlage der ersten Gesamtkonferenz 1998 wissen ließ, daß eine erfolgreiche Integration nur mit Lehrkräften begonnen werden kann, die sich zutrauen, dies zu ihrem pädagogischen Schwerpunkt zu machen, dann gibt er uns zu verstehen, daß er über keine Lehrkräfte verfügt, die diese pädagogische Aufgabe zu beherrschen gelernt haben. Er hätte genauso argumentieren können, integriert werden könnten nur Schüler, die sich zutrauen, das Schulziel zu erreichen.

19.3. Rückzug

Die Konsequenz aus der Gesprächsverweigerung des Dezernenten war der Gesprächswunsch mit dem Leiter der Schulabteilung der Bezirksregierung. Dieses fand auch statt, aber leider bekamen wir keine Gelegenheit, mit ihm allein zu reden, sondern er zog den Dezernenten und eine Mitarbeiterin der Rechtsabteilung zu diesem Gespräch dazu. Wir erörterten die Lage aus unserer Sicht und fanden kein Verständnis für unseren Wunsch auf Schulpflichtbefreiung. Der Empfehlung der Klassenkonferenzen, Till-Philipp auf die zuständige Schule für geistig behinderte Kinder zu verweisen, mochten die anderen Gesprächsteilnehmer nicht zustimmen.

Es blieben nach Meinung der Rechtsabteilung nur zwei Möglichkeiten. Entweder wir finden einen Betrieb, der Till-Philipp wenigstens per Förderplan beschäftigt und ausbildet, oder eine Werkstatt für Behinderte. Finden wir bis zu Beginn des neuen Schuljahres keinen Betrieb, müsse Till-Philipp in eine entsprechende Werkstatt.

Schon vor diesem Gespräch zogen wir den Widerruf unseres Antrages auf Erfüllung der Schulpflicht zurück und beantragten gleichzeitig eine Befreiung von der Schulpflicht. Wir begründeten dies damit,

- daß die Schule ablehnte, unseren Sohn weiter zu unterrichten, weil sie es entweder nicht kann oder nicht will. Statt dessen wurde uns eine Sonderbehandlung für Till-Philipp auf der Schule für geistig behinderte Kinder empfohlen. Die Empfehlungsbegründung für die Schule für geistig behinderte Kinder war im Sinne der gesellschaftlichen Integration bzw. Hereinnahme absolut destruktiv, lief damit unseren legitimen Interessen zuwider und stellte unter Beweis, daß die Segregation unter staatlicher Obhut stand. Dem Hinweis auf eine bessere therapeutische Versorgung fehlte die Ergänzung, welche Therapien unser Sohn nötig hatte. Wegtherapiert werden kann die Behinderung nicht!
- die Lehrkräfte hatten wohl eingesehen, für die Integration nicht das richtige und ausreichende Rüstzeug zu haben. Offen-

sichtlich waren sie der Meinung, die Schule für geistig Behinderte habe die Fähigkeit, in unseren Sohn in der verbleibenden Zeit, in der er noch schulpflichtig war, all das sonderpädagogisch hinein zu trichtern, was sie selbst versäumt hatten.
- Diese Lücke, die sich auftat im Vergleich des Iststandes mit den Vorgaben im Förderkonzept und der Integrationsgenehmigung, in einem Jahr schließen zu können, denn viel länger ist Till-Philipp nicht mehr schulpflichtig, bezweifelten wir. Aus unserer Sicht war das pädagogisch nicht nachvollziehbar. Nach zehn Jahren Integration in der Schule ein Kind bzw. Jugendlichen mit Trisomie 21 auf die Sonderschule zu schicken, schadet ihm mehr, als es Nutzen bringt. Zudem wird dadurch der § 4 Nds. Schulgesetz ad absurdum geführt.
- In den Niederschriften der beiden Klassenkonferenzen bewies die Schule recht eindrucksvoll, im Falle der Integration völlig versagt zu haben. Da es aber für Lehrkräfte nicht möglich schien, über sich selbst produktiv zu reflektieren, wurde hier unserem Sohn durch Auflistung der Defizite die Schuld zugewiesen. Es war aber gerade auch die Aufgabe der Lehrkräfte, im Rahmen der Integration diese Defizite, wie immer sie sich auch darstellten, abzubauen. Das hatten die Lehrkräfte nicht vermocht.
- Die Protokolle der Klassenkonferenzen mit der Genehmigung und dem Förderkonzept gegenübergestellt führten zu der Schlußfolgerung, daß die Lehrkräfte ihrer gestellten Aufgabe nicht gewachsen waren. Dabei war zu berücksichtigen, daß nach Auskunft des Sonderschulpädagogen Till-Philipp weniger als ein Drittel der Stunden im Klassenverband verbracht hatte, nach Auskunft eines Schülers zumindest in letzter Zeit nur eine Stunde pro Woche, ausgenommen davon sind Sport, Kunst und Projektarbeiten. Die andere Zeit waren die Schüler mit sonderpädagogischen Förderbedarf in einem Kleinstraum mit der Sozialpädagogin untergebracht. Inwieweit sich der für die Integration abgeordnete Sonderschulpädagoge in diesem Raum auch mit den Schülern mit sonderpädagogischen Förderbedarf befaßt hatte und mit welcher Intensität, konnten wir nicht beurteilen, wir konnten es nur aus den aufgelisteten Defiziten erschließen.

- Wir wollten mit dem Widerruf die Überforderung von den Lehrkräften nehmen. Im Falle einer Wiederholung käme die Klasse in Frage, in der ebenfalls ein Mädchen mit sonderpädagogischen Förderbedarf unterrichtet wurde. Da ein Abknutschen unseres Sohnes durch dieses Mädchen von den Lehrkräften ohnehin nicht beherrschbar war, gewann unser Sohn durch diesen Widerruf.

Wir baten in aller Form eindringlich darum, dem Antrag auf Befreiung von der Schulpflicht für Till-Philipp zu entsprechen. Eine Rücksprache mit dem Betrieb, der Till-Philipp in etwa zwei Jahren einstellen möchte, hatte dessen Zusage auch unter der nun bestehenden Situation erneut bestätigt. Inzwischen hatte sich ein weiterer Betrieb bereit gefunden, über eine Einstellung ernsthaft zu reflektieren. Die dortige Prüfung hält noch an.

Unser Antrag wurde in dem Gespräch zwar erörtert, aber eine schriftliche Reaktion der Behörde hatten wir in der Sache nicht erhalten. Obgleich eine Entscheidung über unseren Widerruf nicht mehr zu fällen war und dieser Bescheid auch nicht erfolgte, erhielten wir eine schriftliche Aufforderung der Behörde, die Gebühren des Widerspruchbescheids zu bezahlen, darin enthalten waren zwei Zustellungsgebühren in Höhe von jeweils EUR 5,60. Meine Frau und ich erhielten diese Aufforderung getrennt zugestellt. Soweit ist es schon in Niedersachsen gekommen, daß für einen Bescheid zu zahlen ist, der nicht erfolgt ist und demnach auch nicht zugestellt werden konnte. Kann ein Land tiefer sinken, um seine Staatsfinanzen zu sanieren?

Ich teilte dem Schulleiter mit, daß sich diejenigen Zweifel an ihrer pädagogischen Kompetenz und ihrem Verständnis für Integration gefallen lassen müssen, die zu der Feststellung gekommen waren, nach einer zehnjährigen integrativen Beschulung sei der Besuch der Schule für geistig Behinderte ein gebührender Abschluß ihrer Schulpflicht. Bezirksregierung und Fachleute, mit denen wir auch überregional in Kontakt standen, waren mit uns der Meinung, daß dies zwar eine gelungene pädagogische Entsorgung wäre, für den betreffenden Schüler aber der Weg in eine Rückentwicklung!

Es war uns aufgefallen, daß der Abschluß-LEB teilweise den mündlich vorgetragenen Angaben der Lehrkräfte und auch den Angaben im Protokoll der Klassenkonferenz widersprach. Das bestätigte unsere Feststellung, daß die Beurteilung unseres Sohnes nicht objektiv, sondern zweckgebunden vorgenommen wurde.

Da der Schulleiter in einem Schreiben äußerte, er habe den Eindruck, mit uns in den letzten Jahren konstruktiv zusammengearbeitet zu haben, stellten wir ihm gegenüber fest, daß wir da etwas anderer Meinung waren, denn wir können dies in der folgenden Auflistung nicht bestätigt sehen. Seine Beweispunkte einer konstruktiven Zusammenarbeit würde ich in mein Buch übernehmen, das die letzten sechs Lebensjahre unseres Sohnes beschreibt. Ich artikulierte unsere Hoffnung, er würde eine Gelegenheit finden, uns seine Sichtweise darzulegen.

1. In seinem ersten Lernentwicklungsbericht findet sich die Wortstellung: »*Am Anfang hast du dich sehr oft auf den Boden geworfen oder bist anderen Kindern und Lehrern um den Hals gefallen und hast sie gewürgt.*« Hier wird unserem Sohn eine bösartige Absicht unterstellt, die jeder Grundlage entbehrt. Dem Sonderschulpädagogen als Fachkraft hätte bekannt sein müssen, daß Kinder mit Trisomie 21 gerne ‚hautnah' agieren und ihre Kräfte nicht dosieren können. Es hätte also korrekt heißen müssen, daß er den Drang nach Umarmungen abbauen und seine Kräfte zu beherrschen lernen müsse, weil die Umarmungen an ein Würgen erinnern. Uns ist nicht bekannt, daß im Unterricht dieser Punkt und auch die Trisomie 21 als solche jemals thematisiert wurden. Auch uns gegenüber hüllten sich die Lehrkräfte in Schweigen. Die zunehmende Herausnahme Till-Philipp's mit den anderen beiden behinderten Mitschülern, siehe Punkt 2, erschwerten für unseren Sohn ein Angleichen an ein normales Verhalten.

2. Das Befragen des Sonderschulpädagogen in 2002 ergab, daß Till-Philipp nur ein Drittel des gesamten Unterrichts im Klassenverband verbrachte, nach Schülerauskunft nur eine Stunde pro Woche im letzten Schuljahr. Wir hatten keine Möglichkeit, den Wahrheitsgehalt nachzuprüfen, vor allem, was die Schülerauskunft betraf. Wenn wir auf Grund der vielen Notrufe Till-Philipp abzuholen hatten, befand er sich nie in seinem Klassenraum.

3. Anlaß des ersten Pädagogischen Gespräches waren Defizite Till-Philipp's, die auf uns zurückgeführt wurden, und sein über Monate anhaltender Hustenreiz, der auf mangelnde elter-

liche Fürsorge zurückgeführt wurde. Ob es uns gelungen war, dieses Vorurteil abzubauen, ist nicht klar erkennbar geworden.
4. Unserer mehrmals vorgetragenen Bitte vor dem Gespräch, uns den Anlaß des Gesprächs mitzuteilen, hatte keiner der Lehrkräfte entsprochen.
5. Das uns an ein Tribunal erinnernde Gespräch verlief entsprechend. Die Liste der Defizite ließ Fleiß erkennen, der aufgebracht wurde, diese zu erstellen. Fleiß im vergleichbaren Umfang ist nicht aufgewandt worden, um uns gegenüber transparent zu machen, was unser Sohn an Fähigkeiten an der Einrichtung dazu gewonnen hatte. Hatte er welche dazu gewonnen?
6. Einer der Lehrkräfte äußerte in dem Gespräch, Till-Philipp sei kein richtiger Junge, da er noch auf keinen Baum geklettert sei und noch an keinen Baum gepinkelt habe. Dieser Aussage wurde keine schulbezogene und damit pädagogische Relevanz angefügt.
7. Die Forderung, auf unsere Kosten ein Gutachten erstellen zu lassen, um abzuklären, ob Till-Philipp eine psychosomatische Abneigung gegen die Schule hat, war nicht nur im ‚konstruktiven Miteinander' unsinnig, sondern es sollte wahrscheinlich ein Alibi liefern, weil wenigstens einer der Lehrkräfte nicht mit Till-Philipp einvernehmlich auskam. Wenn ‚die Chemie zwischen Schüler und Lehrer nicht stimmt', muß das nicht immer am Schüler liegen.
8. Unserem nach dem Gespräch an den Sonderschulpädagogen herangetragene Bitte um Aushändigung des Förderkonzeptes begegnete er mit den Worten, er wisse gar nicht, ob es ein solches gibt, da müsse er erst mit seiner Kollegin sprechen.
9. Tage darauf erhielt meine Frau von besagtem Mitarbeiter seiner Einrichtung ein Dokument ausgehändigt. Als wir zu Hause bemerkten, daß es nicht das Integrationskonzept war, sondern ein Integrationsbericht, sprach meine Frau besagten Mitarbeiter an, wir hatten das Integrationskonzept zu erhalten gewünscht, worauf der Pädagoge erwiderte, das müsse sie doch gleich sagen. Gelungener kann man Eltern kaum für dumm halten!
10. Im zweiten Pädagogischen Gespräch sprach ich diese Lehrkraft darauf an. Er bestritt laut und energisch und damit in ei-

nem dem Gespräch nicht angemessenen Ton das in den Punkten 8 und 9 Notierte gesagt zu haben. Er wußte, daß er auf Grund der dem Schulleiter obliegenden Fürsorgepflicht gedeckt werden mußte.

11. Die Verharmlosung der in Schüleraufsätzen dokumentierten Nutzung unseres Sohnes als Strafmedium während der Klassenfahrt an den Müritzsee hatte schon für uns Eltern, einen wenn nicht beleidigenden, so doch erschreckenden Charakter. Dies sprach nicht für eine konstruktive Zusammenarbeit, sondern eher für die, wie auch immer zu definierende zwischenmenschliche Kultur an der Einrichtung. Dies traf auch für den Zustand unseres Sohnes nach Rückkehr dieser Klassenfahrt zu.
12. Es war der Schule bekannt, daß Till-Philipp auf Grund seines angeborenen grauen Stars, den uns diverse Fachärzte lange Zeit verschwiegen, zu erblinden drohte, was durch eine umgehend eingeleitete Operation verhindert werden konnte. Es blieb ein Rest an Sehunschärfe, die erst jetzt mit einer Brille korrigiert werden konnte. Eine konstruktive Zusammenarbeit hätte ein Gespräch hierüber notwendiger gemacht als ein anhaltender Hustenreiz, zumal den Lehrkräften die Augengeschichte bekannt war.
13. Damit erklären sich auch seine Schwierigkeiten im Lesen und dem deutlichen Erkennen anderer Dinge im Unterricht! Es war keine Unlust oder fehlende Motivation, es war ‚technisches' Versagen eines Sinnesorgans, was auch seine Kopfschmerzen erklären dürfte, die im ersten pädagogischen Gespräch zur Debatte standen.
14. Die geistige Behinderung durch Trisomie 21 hat eine Entwicklungsverzögerung zur Folge. Damit dauert auch die Überwindung der Pubertät und Adoleszenz länger als bei nichtbehinderten Jugendlichen. Uns war nicht bekannt, daß dem in der Einrichtung Rechnung getragen worden wäre außer seiner dadurch ermöglichten Defizit-orientierten Beurteilung. Wir denken, daß das Begehren nach besagten psychosomatischen Gutachten ebenfalls damit zusammenhing.
15. Die pädagogischen Fähigkeiten brachen sich bei einem der Lehrkräfte dadurch Bahn, daß er Till-Philipp in der obersten Etage Gehorsam erzwingend in einer Lautstärke anbrüllte, die

es bei geschlossener Flurtür noch im Treppenhaus in Erdgeschoßnähe deutlich hörbar machte.
16. Auf keinem Elternabend wurden sich aus der Integration ergebende Problemsituationen erörtert, sie wurden im Anschluß mit den jeweiligen Eltern diskret und separat besprochen. Den Eltern der anderen Kinder wurden auf diese Weise wichtige Informationen vorenthalten. Wir hatten den Eindruck, die Integration müsse geheim gehalten werden.
17. Die sechs Wochen[10] Verzögerung der Weitergabe der negativen Entscheidung der Schulbehörde auf unseren Antrag des freiwilligen Zurücktretens ist zu außergewöhnlich, um als konstruktiv zu bezeichnen. Die mündlich gelieferte Erklärung dafür ist mehr ein Delegieren der Verantwortung aus dem eigenen Wirkungsbereich in den Bereich der Schulbehörde.
18. Mit Datum vom 21.06.2004 findet sich im Kommunikationsheft von Till-Philipp der Eintrag, meine Frau möge bitte die LEB-Mappe mitbringen. Zur Zeugnisausgabe in der Brunsviga konnte Till-Philipp nicht erscheinen, die Teilnahme war außerdem freiwillig. Gerüchteweise hörten wir, daß der letzte LEB im Sekretariat abgeholt werden könne. Telefonisch wurde dies von der Schulsekretärin bestätigt. Wir verständigten uns dahingehend, daß die Schulsekretärin per Freiumschlag von uns den Abschluß-LEB uns zuschickt. Die Mappe mit den darin enthaltenen LEB's war nicht dabei. Wie schon so oft bei Till-Philipp's Behindertenausweis mußten wir nun wieder aktiv werden und telefonieren. Wir waren dieser Art von Aktionen überdrüssig, weil sie überflüssig waren und nur deshalb anfielen, weil die Lehrkräfte zu oft unkonzentriert waren.
19. Die Lehrkräfte hatten ihre These, Till-Philipp komme nicht gern zur Schule, im Abschluß-LEB selbst widerlegt, wenn es dort auf Seite 7 heißt: »*Er kommt gern zur Schule.*« Wozu dann der Wunsch nach einem Gutachten im ersten pädagogischen Gespräch?
20. Im „Jahrbuch des Jahrgangs 1998" ist der Name unseres Sohnes durchgehend unterschiedlich falsch geschrieben worden. Auch geistig behinderte Menschen haben das Recht auf kor-

---

[10] Es waren nur vier Wochen, stellte ich nach dem Anschreiben fest, ich hatte mich verrechnet.

rekte Schreibweise ihres Namens. Wir sehen in der abgeänderten Schreibweise im Namen unseres Sohnes eine Verletzung seiner Persönlichkeitsrechte. Im Schlußdeckel dieses Dokumentes findet sich eine CD-Tasche, die leer geblieben ist. So behindert ist unser Sohn nicht, daß er nicht mit CD's umzugehen versteht.

Eine Antwort kam von dem Schulleiter, wie er schrieb, nur deshalb, weil ich seine Beweispunkte einer konstruktiven Zusammenarbeit in einem Buch übernehmen wollte und sie gegebenenfalls der Bezirksregierung vorlegen werde. Nichtwidersprochenes werde zu schnell als Wahrheit gewertet, was ihn letztendlich zu einer Antwort bewog.

In den 20 Punkten wimmele es nur so von Unterstellungen und aus dem Zusammenhang gerissenen Äußerungen. Ich ging davon aus, daß er mit seinen Kollegen in einem so direkten Kontakt steht, daß es mir erspart bliebe, die 20 Punkte in meinem Schreiben in einen ausführlichen Kontext zu stellen. Sollte ich mich da geirrt haben?

Ich würde abrechnen über sechs Jahre des Lebens unseres Sohnes, er fragte, warum gerade zu diesem Zeitpunkt. Ich hielt es für mein legitimes Recht, über das Leben unseres Sohnes zu berichten, wenn eine Ära zu Ende gegangen ist. Das Leben unseres Sohnes ist insofern ein besonderes, weil wir seinen Anspruch auf gesellschaftliche Teilhabe durchzusetzen die Absicht haben. Das Schulgesetz sieht nicht vor, den Leiter der Bildungseinrichtung, die unser Sohn besucht hatte, über das Warum eines solchen Berichtes Rechenschaft abzulegen.

Wenn mir der Schulleiter in seiner Antwort vorhielt, ich würde Detail um Detail sichten, um der Schule, den Lehrkräften und ihm Unfähigkeit und Böswilligkeit zu unterstellen, dann verließ er die Ebene der objektiven Betrachtungsweise und stand möglicherweise in Konflikt mit den offenkundig gewordenen Fakten und dem Fürsorgegebot für sein Personal. In diesem Konflikt konnte ich ihm nicht helfen.

Er äußert in seinem Schreiben, die IGS hatte damals der Integration zugestimmt, weil das Kollegium Integration wollte. Sechs Jahre sind eine lange Zeit, da bleibt oft nur das Angenehme in Erinnerung. Wenn das Kollegium Integration wollte, warum hat es dann bei der ersten Gesamtkonferenz gegen diese Maßnahme gestimmt? Erst unsere massive Intervention macht eine zweite Gesamtkonferenz möglich, die dann zu einer zustimmenden Beschlußlage kam.

Wenn er mir eine negative Darstellung seines Kollegen unterstellte, dann verkennt der Schulleiter, daß ich die sechs Jahre nicht aus seiner Sicht wiedergab sondern aus unserer Sicht, aus Elternsicht. Wenn dieser Kollege uns gegenüber ‚Lücken' erkennen ließ, dann sehe ich keinen Grund, diese schön zu reden. Schließlich haben wir auch nicht hinterfragt, warum unser Till-Philipp defizitorientiert beurteilt wurde.

Auf weitere Einzelheiten seines Schreibens einzugehen lohnt kaum. Sein direkter Vergleich in der Entwicklung der geistig behinderten Klassenkameradin mutete an, als vergleiche er Äpfel mit Birnen. Die Entwicklung wird nicht nur von der Schule bestimmt und den pädagogischen Fähigkeiten der Lehrkräfte, sondern auch vom privaten häuslichen Umfeld. Das sollte eigentlich ein leitender Pädagoge wissen.

Wir stellten die Frage, welche Fähigkeiten unser Sohn an der Schule dazu gewonnen hatte, als wir mit einer Auflistung seiner Defizite konfrontiert wurden. Daraus zu postulieren, Till-Philipp wäre in einer Schule für geistig Behinderte besser aufgehoben, stellt den zumindest gesellschaftlichen Aspekt der Integration in Frage. Ob er das auch als Kritik an seiner Einrichtung verstanden haben wollte, muß ich offen lassen.

Daß er unsere Begriffe ‚Tribunal' im Zusammenhang mit dem ersten pädagogischen Gespräch, er bezog es auf beide Gespräche, was wir nie getan haben, und ‚Till-Philipp als Strafmedium' nicht akzeptieren konnte, war nachvollziehbar. Aber zu formulieren: »*Mein Gott, es ist doch kein Vorwurf an Sie oder Ihren Sohn, wenn man danach der festen Überzeugung ist, daß Till-Philipp niemals einen eigenständigen Beruf wird ausüben können*«, ging am Sachverhalt völlig vorbei. Wir haben nie behauptet, durch die Integration werde Till-Philipp normalisiert, unsere Zielvorgabe der Integration war die gesellschaftliche Akzeptanz seiner Person, wenn er dadurch noch etwas lernt, ist es um so besser. Seine zitierte Wortstellung suggeriert, wir seien mit dem Anspruch in die Integration gegangen, unseren Sohn zu einem nichtbehinderten Mitmenschen werden zu lassen. Damit erreichte sein Schreiben ein Niveau, auf das zu begeben mir nicht möglich ist.

Es war vermutlich die rechtliche Konstruktion im Beamtenwesen, also das Verhältnis des Vorgesetzten zu seinen Untergebenen, das auch und gerade nach außen wirkte, die eine unvoreingenommene Diskussion über diese Situation nicht zuließ.

19.4. Einstieg ins Berufsleben

In Gesprächen mit Bekannten, die auch fachlich qualifiziert waren, wurde ich aufmerksam gemacht auf einen Mitarbeiter in der Schulabteilung der Bezirksregierung, der Erfahrung habe, was die Integration auf dem Arbeitsmarkt betraf. Dieser verwies mich an eine Kollegin, die mich wiederum auf einen anderen Kollegen aufmerksam machte und mir riet, mit ihm Kontakt aufzunehmen. Der Grund, warum uns diese Zuständigkeitsverzweigung nicht in dem Gespräch mit dem Leiter der Schulabteilung aufgezeigt wurde, war zwar denkbar, aber im Grunde kannte ich ihn nicht.

Die dadurch aufgezeigten Verbindungen blieben leider ergebnislos. Auch alle Bewerbungen verliefen negativ. Das veranlaßte uns, beim Niedersächsischen Kultusminister persönlich um eine ministerielle Erlaubnis zur Schulpflichtbefreiung zu ersuchen. Eine schriftliche Reaktion auf dieses Schreiben erfolgte nicht, wohl aber die telefonische Bestätigung des Briefeingangs und die Zusage, bis Ende August (2004) eine Antwort zu erhalten. Mag sein, daß das Ausbleiben einer Antwort gewichtige Gründe hatte, aber ich konnte nicht die Möglichkeit ausschließen, daß in der neuen Landesregierung, nun mit christlichem und liberalem Hintergrund, die Wertigkeit behinderter Mitbürger und deren Angehörige in einen Bereich gesunken war, der eine Beantwortung eines Briefes an einen Minister nicht mehr lohnenswert erscheinen ließ.

Eine Reaktion der Bezirksregierung auf das Ausbleiben einer fristgerechten Konsequenz der mündlichen Absprache in dem Gespräch mit dem Leiter der Schulbehörde, entweder eine Stelle auf dem allgemeinen Arbeitsmarkt oder Werkstatt für Behinderte, erfolgte aber auch nicht. Daraus schlossen wir, daß sich das Ministerium mit der Schulbehörde verständigt haben wird, ohne uns zu informieren. Denkbar war, sie wollte die Angelegenheit ohne einen schriftlichen Beleg ruhen lassen, um keinen Präzedenzfall zu schaffen, auf den sich später auch andere Betroffene berufen konnten.

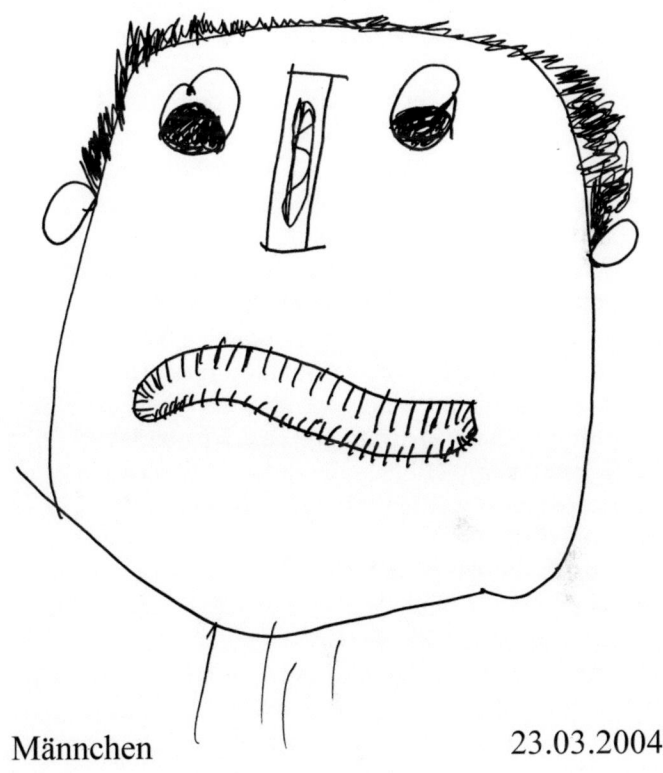

Männchen   23.03.2004

20. Nachbetrachtung

Die beschriebenen sechs Jahre, in denen Till-Philipp in der Sekundarstufe I seiner Schulpflicht nicht zu 100% genügen konnte, erbrachten für uns interessante Erkenntnisse und bestätigten zugleich die Meinung Dritter, als Eltern eines geistig behinderten Kindes Kenntnis- und Erfahrungsdefizite zu haben. Kenntnisdefizite stellen sich zwangsläufig ein, da es für Eltern unmöglich ist, sich in alle Texte von Gesetzen, Erlassen und Verordnungen einzulesen.

Die Beschaffungsschwierigkeit ist durch das Internet zwar nicht mehr so drastisch, es bleibt aber noch die zum Lesen erforderliche Zeit und die Fähigkeit zu entwickeln, um zu behalten, was man gelesen hat. Bei der Vielzahl der Texte verständlich. Erfahrungsdefizite entstehen dadurch, daß man ständig Neuland betritt, jedoch teilweise aufgefordert ist, den bisherigen Erfahrungsstand nicht zum Vergleichsnormal zu machen.

Die wichtigste Erkenntnis war, daß die von Gesetzen vorgegebene Rechts- und Vorschriftenlage Interpretationen zuließ, die nicht unbedingt im Sinne der Zielgruppe waren. Sie wurde uns gegenüber kaum in einer präzisen Eindeutigkeit artikuliert. Abweichende Interpretationen durch uns Eltern hatten keine Aussicht, anerkannt zu werden: Das Amt ist dein Gott, was es sagt, hat absolute Gültigkeit!

Informationen übergeordneter Stellen wurden von nachgeordneten Instanzen auf eine für sie akzeptable Gebrauchsfertigkeit zurechtgestutzt. Wenn für die Bundesagentur für Arbeit die Eingliederung Behinderter ein zentrales Anliegen war, mußte das nicht bedeuten, daß in den Arbeitsämtern vor Ort entsprechend verfahren wurde. Es fehlte in Antworten mit einer solchen pauschalen Information der Hinweis, daß der finanzielle Vorbehalt zu einer Auslese zwingt, die nicht immer optimal betrieben wurde. Es fehlte aber auch der Hinweis, daß die Interessenlagen der Wirtschaft vor Ort keine geringbedeutenden Auswirkungen haben konnten, in denen möglicherweise Amtspersonen involviert sein können, die für die Arbeitnehmerschaft ohne Beschäftigung keine unwichtigen Funktionen zu erfüllen haben.

Zusätzlich wurde in solchen Angaben nicht hinsichtlich der Behinderungsarten differenziert. Dabei war es für die Betroffenen äußerst wichtig, ob Unterschiede gemacht werden z.B. zwischen geistig behinderten und körperbehinderten Mitmenschen oder Menschen mit defekten Sinnesorganen.

Zum Beispiel trägt ein Netzwerk der Sozialdemokratischen Partei Deutschlands zur fortschreitenden Integration behinderter Mitmenschen den Namen „Selbst aktiv". Damit werden sanft fordernd die behinderten Menschen selbst aktiv, um im Berufsleben Fuß zu fassen. Gleichzeitig wird aber auch deutlich gemacht, daß geistig behinderte Menschen da nicht inbegriffen sein können, weil ihnen in der Regel die Fähigkeiten fehlen, selbst aktiv zu werden. Ich habe bisher noch keine Antwort auf die Frage gefunden, ob sie überhaupt ernst genommen werden, wenn sie bzw. Angehörige wie Eltern mit dieser Zielsetzung in der Wirtschaft selbst aktiv werden.

Das mag vielen als Wortspiel vorkommen, aber ich möchte einer so großen Organisation wie der SPD keine Leichtfertigkeit in der Namensgebung unterstellen. Ein Name hat nicht nur Kennzeichnungscharakter, sondern drückt auch die Bedeutung und den Zweck der benannten Sache oder Aktion aus.

Wenn wir unsere Anstrengungen als ‚selbst aktiv' bezeichnen, also als Eigeninitiative betrachten, zeigten die Resultate in der Tat, daß wir weder von der Schule, noch von den Behörden bzw. Betrieben in der Weise ernst genommen wurden, daß wir Fortschritte machen konnten in der bestehenden Problemlage. Dabei wird es ohne Bedeutung gewesen sein, ob wir das aus eigener Urwüchsigkeit betrieben hatten oder organisationsgebunden betrieben hätten.

Ich möchte das in Bezug auf die Schule nicht als negativ gewertet sehen, denn ich ging davon aus, daß die Schule in dieser Beziehung, wie in manch anderen auch, weisungsgebunden handelte. Ich nahm ihr die in diesem Fall artikulierte Fürsorglichkeit für Till-Philipp nicht ab, wie sie im Protokoll der ersten Klassenkonferenz zum Ausdruck kam. Zu deutlich war darin der Hinweis auf Sondereinrichtungen mit den gepriesenen Vorteilen und Vorzügen. Zu deutlich war auch die indirekt ausgesagte Unfähigkeit Till-Philipp's, sich entsprechend den Anforderungen diverser Betriebe weiter entwickeln zu können.

Beide pädagogische Gespräche waren zwar in eine Unterstützung gebende richtungsweisend angelegt, doch in ihrer Konsequenz nicht gründlich genug und in ihrer Verfahrensweise irreführend. Sonst hätte es wenigstens eine Nachfrage nach dem psychosomatischen Gutachten gegeben, spätesten beim zweiten Gespräch.

Dieses wurde geführt, ohne uns darauf hinzuweisen, daß als Abschluß der Schulpflichterfüllung die entsprechende Schule für geistig behinderte Kinder bzw. Jugendliche als einzige Möglichkeit der Lehrkräfte angesehen wurde. Wenn dies in einem Protokoll einer Klassenkonferenz, die wir veranlaßt hatten, festgeschrieben wurde, dann hätte da auch vermerkt werden müssen, warum dies die Lehrkräfte favorisierten. Da es sich dabei um das Resultat eines von uns beantragten freiwilligen Zurücktretens mit der Konsequenz einer Schulbesuchsverlängerung handelte und die Schule gewillt war, diese nicht zu befürworten, wurde vermutlich auch keine Notwendigkeit für ein Gespräch erkannt.

Eine besondere Deutlichkeit kam der Bemerkung des Schulleiters zu, der in seinem Begleitschreiben nicht davor zurückschreckte, eine Mitschülerin zu dem Maßstab zu machen, an dem Till-Philipp zu messen sei. Er hatte es nicht so drastisch formuliert, aber als vorausschauender Schulleiter hätte er sich denken können, ja müssen, daß seine Wortstellung diesen Schluß zuließ, wenn er schrieb: »*Auch Till-Philipp hat sich entwickelt, aber nicht so, wie z.B. eine ebenfalls geistig behinderte Klassenkameradin oder eine Schülerin in einem Vorgängerjahrgang.*« Wir wissen, daß unser Sohn kein Genie ist, daß er intellektuell keinem Schüler an der IGS das Wasser reichen konnte, wir wissen aber auch, daß er ein Mensch ist, der zwar nie geschäftsfähig sein darf, aber damit nicht das Recht verwirkt hat, Mitglied der Gesellschaft zu sein. Eine solche Mitgliedschaft ist doch nicht abhängig vom Bildungsgrad oder der biologischen Beschaffenheit eines Menschen!

Es mag vielen übertrieben erscheinen, wenn ich sage, daß jeder, der ihn einer Sondereinrichtung zuweist, ihm das Recht verweigert, Mitglied der Gesellschaft zu sein. Es kann jeder mit seinem behinderten Kind so verfahren, wie er es für richtig und angemessen hält. Es steht mir nicht zu, darüber zu urteilen. Ich verlange auch nicht, daß jeder unsere Sichtweise übernimmt oder gutheißt.

Ich erkannte, daß die Schule die Funktion der ‚Menschenaufbereitung' zwecks ‚marktwirtschaftlicher Verwendung und Verwertbarkeit' ausübt oder auf Grund des gesetzlichen Auftrags gar ausüben muß, ohne daß der Auftrag so direkt formuliert worden ist. Mit dem Hinweis, »*die Klassenkonferenz konnte keine Gesichtspunkte erkennen, nach denen Till-Philipp in den beiden künftigen Jahren an der IGS ... so an Reife gewinnen könne, um danach einen Einstieg in den ersten Arbeitsmarkt erfolgreich bewerkstelligen zu können*«, gab die Schule zu verstehen, sie habe ein Wissen, das sie zu dieser Aussage berechtigt. Meines Wissens gab es noch keinen Schüler an der IGS, der mit einer Trisomie 21 je versucht hatte, in den allgemeinen Arbeitsmarkt zu gelangen. Daß dies nicht so ohne weiteres gelingen kann, ist völlig einsichtig. Das Scheitern kann aber nicht damit begründet werden, daß der Schüler zu unreif ist, oder ein nicht ausreichendes Wissen habe, sondern weil sich kein Betrieb bereit fand, sich auf ein solches ‚Wagnis' einzulassen. Prinzipiell sehe ich darin aber gar kein Wagnis.

Neben der Unterstützung seitens des Arbeitsamtes bestand die Möglichkeit einer finanziellen Förderung durch das Integrationsamt. Diese finanziellen Aufwendungen müssen für den Arbeitsplatz des künftigen behinderten Mitarbeiters eingesetzt werden. Eine Unterstützung durch das Arbeitsamt für Till-Philipp wird es auf Grund der in diesem Amt erstellten Gutachten nicht geben, wenn diese Gutachten auch fehlerhaft waren und unserer Meinung nach keine realen Abbilder von Till-Philipp zeichneten.

Aus einer Initiative von Eltern geistig behinderter Kinder ist eine Organisation erwachsen, die bundesweit agiert und Einrichtungen zur Rehabilitation bzw. Wiedereingliederung in das Arbeitsleben unterhält. Diese Werkstätten für Behinderte (WfB) bezahlt nur das nichtbehinderte Personal nach Tarif, die behinderten Beschäftigten werden nach einem Punktesystem entlohnt, das zu einer Einkommenshöhe führt, die absolut nicht ausreicht, um für den eigenen Unterhalt zu sorgen. Einen sehr geringen Teil von ihrem Einkommen müssen diese behinderten Beschäftigten an den Sozialhilfeträger abführen, vermutlich um ihren Arbeitsplatz im Nachhinein zu finanzieren.

Diese WfB's nehmen Produktionsaufträge der Industrie an. Sie stehen untereinander im Wettbewerb, dadurch bekommt die WfB einen ausgeschriebenen Auftrag, den sie günstig bearbeitet. Auf diese Weise kann die Rehabilitationseinrichtung WfB nicht ihrem gesetzlichen Auftrag im gewünschten Umfang nachkommen und die für den allgemeinen Arbeitsmarkt tauglichen Mitarbeiter in diesen hinüber zu führen, zu rehabilitieren, sie werden in den WfB's gebraucht. Den Betrieben werden die Aufträge an eine WfB auf die zu zahlende Ausgleichabgabe angerechnet, die zu leisten ist, wenn kein behinderter Mitarbeiter eingestellt wird.

Wer also als behinderter Mitmensch in eine solche Einrichtung einsteigt, erhält kaum die Chance, da jemals wieder heraus zu kommen. Er taucht gewissermaßen in der Öffentlichkeit nicht mehr auf, auch weil das zu geringe Einkommen dazu führen wird, in speziellen Wohnheimen unterkommen müssen. Diese Verfahrensweise ist mit Sicherheit nicht mit der Zielsetzung einer ‚Entsorgung' entwickelt worden. Es steckt vermutlich das an sich zu begrüßende Motiv dahinter, auch die Behinderten an den gesellschaftserhaltenden Produktionsprozessen zu beteiligen. Offensichtlich hat die Industrie darin eine Chance gesehen, durch Aufträge an diese Einrichtungen sich von den fälligen Zwangsabgaben zu befreien, wenn der Anteil an behinderten Mitarbeitern nicht den Vorgaben entspricht.

Es ist versäumt worden, die Idee der Teilhabe von Behinderten am Arbeitsleben weiterzuentwickeln, die Betriebe sehen es nicht als ihre soziale Verpflichtung an, auch direkt (geistig) behinderte Mitarbeiter zu beschäftigen.

Unsere Sprachregelung hinsichtlich des Begriffs ‚Entsorgung' und auch ‚gesellschaftliche Hygiene' wurde sehr oft als nicht angemessen oder gar als abwegig beurteilt. Ich möchte aber Folgendes zu bedenken geben: Was die Gesellschaft nicht benötigt, schafft sie beiseite, das war früher nicht anders als heute. Ich habe meine Sichtweise darüber im Kapitel 18.6.: ‚Das Ende einer fruchtlosen Zusammenarbeit', ausführlich dargelegt und möchte es hier noch einmal wiederholen. Was die Gesellschaft nicht benötigt, entscheidet sie in aller Regel nicht selber, sondern überläßt es, mitunter kritiklos, dem Personenkreis, der die Gesellschaft zu repräsentieren glaubt, womit der Personenkreis im allgemeinen demokratischen Verständnis rechtlich unanfechtbar ist. Ob wir dieses demokratische Verständnis teilen, steht hier nicht zur Diskussion. Die gesellschaftliche Hygiene zeichnet sich auch dadurch aus, daß im öffentlichen Erscheinungsbild Behinderte, auch und vor allem geistig Behinderte, kaum anzutreffen sind, also nicht in ihrem prozentualen Anteil vertreten sind. Wo sind diese

Behinderten? Sie werden in gesonderten Kindergärten betreut, sie werden in gesonderten Schulen unterrichtet, sie arbeiten weit unter Tarif in gesonderten Betrieben, die Werkstätten genannt werden, in denen es nur Tarife für das nicht behinderte Personal gibt und sie wohnen in gesonderten Immobilien, die häufig räumlich den WfB's angeschlossen sind. **Für uns stellt sich das anfangs gut gemeinte, aber leider nicht weiterentwickelte Prinzip der getrennten Förderung als eine gründliche gesellschaftliche Entsorgung dar!**

Obgleich Till-Philipp nie wird selbständig leben können, so ist es unsere Absicht, ihm eine Betreuung zuteil werden zu lassen, die ihm ein größtmögliches Maß an Unabhängigkeit garantiert. Wie wir dies realisieren werden, ist noch völlig offen. Aber ein Meilenstein auf dem Weg dorthin ist eine finanzielle Unabhängigkeit, die er durch eine Beschäftigung in einer Werkstatt für Behinderte nicht erreichen kann.

Wir gestehen unserem Sohn eine Zukunft zu, die ihm ein in seinem Sinne erfülltes Leben bescheren möge. Diese Aufgabe stellt uns vor fast unüberwindliche Schwierigkeiten, die wir bewältigen zu können glauben. Es ist uns leider nicht möglich, alle Sozialgesetzbücher zu durchforsten, um herauszufinden, welche Möglichkeiten der Gesetzgeber vorsieht, um diese Ziel erreichen zu können, ja, wir wissen noch nicht einmal, ob dieses Ziel zu erreichen im Interesse des Gesetzgebers liegt. Zur Zeit sind die staatlichen Interessen verlagert, nicht mehr so sehr der Mensch steht im Mittelpunkt, sondern das Einsparpotential durch finanzgeleitete Verfahrensweise mit den Bürgern. Das zeigt sich darin, daß die Sparmaßnahmen zunächst im sozialen Bereich angesetzt werden.

Die Wirtschaft, vor allem der produzierende Zweig, hat größtes Interesse daran, eine optimale Produktion mit geringstem finanziellen und damit personengebundenen Einsatz zu fahren. Ziel ist Gewinnmaximierung, da ist für ein soziales Engagement im Betrieb kein Raum. Von diesem Standpunkt aus gesehen stören (geistig) behinderte Mitarbeiter im Produktionsablauf. Grundsätzlich gilt das aber für die gesamte Wirtschaft.

Ich kann kein reales Abbild zeichnen über die Gepflogenheiten der Industrie und Wirtschaft im Hinblick auf die Beschäftigung (geistig) behinderter Mitarbeiter. Mir liegen darüber keine Berichte oder Daten vor. Ich entnehme das den Antworten der sehr zahlreichen Bewerbungen. Nun kann ein Arbeitnehmer mit z.B. einer Trisomie 21 nicht direkt dort eingesetzt werden, wo der Umgang mit schwieriger und gefährlicher Technik unumgänglich ist. Für den Einsatz des betreffenden Personenkreises kommen Wirtschaftszweige in Betracht, deren Produktionshilfsmittel kein so großes Gefahrenpotential beinhalten oder der Dienstleistungssektor. Auch bei dieser Eingrenzung der in Frage kommenden Betriebe, bei denen wir eine Bewerbung abgesetzt hatten, war das Resultat ernüchternd negativ.

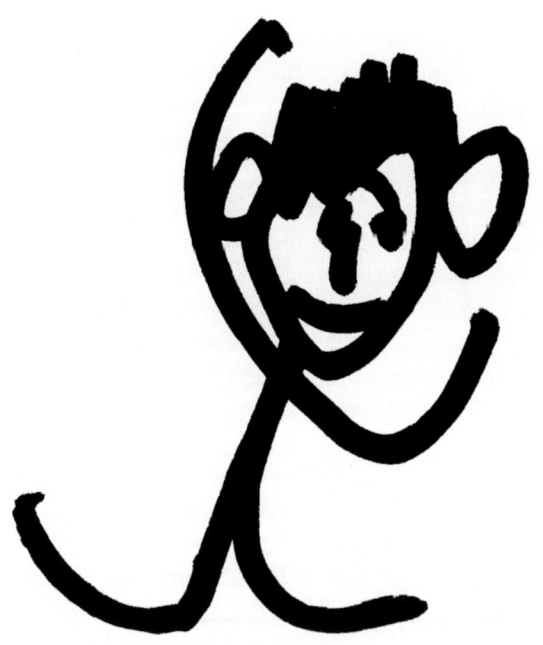

03./04.2004

21. Anhang

Aus URL: http://www.wfb.de/

Ziel der Hamburger Werkstatt GmbH ist, die berufliche Rehabilitation, die berufliche und – soweit damit verbunden – die soziale Integration der hier beschäftigten WerkstattmitarbeiterInnen – zu erreichen. Gleichzeitig ist die Werkstatt ein verlässlicher Partner für ihre Kunden aus dem Wirtschaftsleben.

Berufliche Rehabilitation in diesem Sinne bedeutet, alle Möglichkeiten der beruflichen und sozialen Förderung auszuschöpfen, um den WerkstattmitarbeiterInnen die Möglichkeit einer beruflichen Tätigkeit in der Werkstatt zu eröffnen und sie auch für den Wechsel auf den allgemeinen Arbeitsmarkt zu qualifizieren.

Auf der Internetseite http://www.aaonline.dkf.de/bb/p408.htm befindet sich eine ausführliche Erläuterung über Werkstätten für Behinderte.

21.1. Psychologischer Dienst

Aus URL: http://www.aaonline.dkf.de/bb/p293.htm

Der Psychologische Dienst des Arbeitsamts kann im Rahmen der Berufsberatung hinzugezogen werden, um die berufliche Eignung unter psychologischem Aspekt zu beurteilen. Psychologische Fachdienste stehen auch in Reha-Einrichtungen zur Verfügung (Reha-Fachdienste). Sie übernehmen dort die Aufgabe, die berufliche Rehabilitation psychologisch zu begleiten.

Eine psychologische Untersuchung erfolgt nur mit dem Einverständnis des Ratsuchenden der Berufsberatung (bei Minderjährigen auch mit dem Einverständnis der Erziehungsberechtigten). Zur Förderung der beruflichen Rehabilitation muß durch den Psychologischen Dienst festgestellt werden, ob eine geistige oder seelische Behinderung vorliegt oder droht. Ferner wird unter psychologischem Aspekt beurteilt, ob die berufliche Eignung gegeben ist. Dies betrifft zum Beispiel berufsvorbereitende Bildungsmaßnahmen, besondere Ausbildungsregelungen für Behinderte, die Berufsausbildung in einer Reha-Einrichtung (z.B. Berufsbildungswerk) oder die Vermittlung in eine Werkstatt für Behinderte. Zuständig ist hierbei die Berufsberatung für Behinderte. Bei den Untersuchungen, an denen in der Regel neben dem Psychologischen Dienst auch der Ärztliche Dienst des Arbeitsamts beteiligt ist, wird auf Transparenz geachtet. Die Ergebnisse werden gemeinsam mit den Ratsuchenden und ihren Eltern besprochen und dürfen nicht ohne deren Einverständnis an Dritte weitergegeben werden. Sie gehen ein in den individuellen Eingliederungsvorschlag (Reha-Gesamtplan), der die Ziele, Schritte und erforderlichen Hilfen bei der beruflichen Rehabilitation umfaßt.

Aus URL: http://service.dkf.de/reha/rehabuch/text/psydie.htm
Der Psychologische Dienst des Arbeitsamts kann von den Fachkräften in den Arbeitsämtern im Rahmen der Beratung zur Feststellung der beruflichen Eignung hinzugezogen werden; dabei beurteilt er zum Beispiel die intellektuelle Leistungsfähigkeit, den Kenntnisstand, die Motivation und psychische Belastbarkeit des Ratsuchenden. Außerdem steht er für eine psychologische Beratung zur Verfügung, wenn persönliche Probleme beruflichen Lösungen entgegenstehen. Psychologische Fachdienste stehen auch in Reha-Einrichtungen zur Verfügung (Reha-Fachdienste). Sie übernehmen dort die Aufgabe, die berufliche Rehabilitation psychologisch zu begleiten.

Eine psychologische Untersuchung erfolgt nur mit dem Einverständnis des Ratsuchenden (bei Minderjährigen auch mit dem Einverständnis der Erziehungsberechtigten). Unter psychologischem Aspekt wird beurteilt, ob die berufliche Eignung gegeben ist. Dies betrifft zum Beispiel berufsvorbereitende Bildungsmaßnahmen, besondere Ausbildungsregelungen für behinderte Menschen, die Berufsausbildung, Umschulung oder Fortbildung in einer Reha-Einrichtung (z. B. Berufsbildungswerk, Berufsförderungswerk) oder die Vermittlung in eine Werkstatt für behinderte Menschen.

Sowohl bei den Untersuchungen des Psychologischen Dienstes als auch des Ärztlichen Dienstes wird auf Transparenz geachtet. Die Ergebnisse werden gemeinsam mit den Ratsuchenden besprochen und dürfen nicht ohne deren Einverständnis an Dritte weitergegeben werden. Sie gehen ein in den individuellen Eingliederungsvorschlag (Individueller Förderplan), der die Ziele, Schritte und erforderlichen Hilfen bei der beruflichen Rehabilitation umfaßt.

21.2. Echolalie

Im Internet steht als Erklärung Vergleichbares:
Aus URL: http://www.pab.asn-wien.ac.at/~wiw/autism3.html
»*Besonderheiten der autistischen Sprache*
Echolalie
Als Echolalie wird das scheinbar sinn- und zusammenhanglose Nachsprechen gehörter Wörter und Sätze bezeichnet. Zwei Formen: Unmittelbares Nachsprechen und verzögertes Nachsprechen.

- *kann sich über Stunden ziehen*
- *Echolalie ist ein „Ausleihen" von Formulierungen ODER ein Nichtverstehen der Aussagen*
- *Zeichen für zwanghaftes Bedürfnis nach Wiederholung, Regeln und Ordnungsmustern*
- *Themenecholalie gibt Sicherheit*
- *Die Echolalie bildet das Grundgerüst für den autistischen Spracherwerb*
- *nimmt ab mit Zunahme der Spontansprache*
- *ja-nein-Antworten sind zu abstrakt*
- *unangenehme Erlebnisse werden verarbeitet*«

Aus URL: http://www.gesundheit.de/roche/ro07500/r8984.html
»*Echo|lalie*
Echophrasie
Fach: Psychologie
zwanghaftes Nachsprechen von Wörtern u. Sätzen als Echomatismus.
E., physiologische
engl.: echolalia; echo speech
Stufe der kindlichen, dem Spracherwerb dienenden Sprachentwicklung (9.–15. Mon.), in der vorgesprochene Laute u. einfache Wörter mehr oder weniger unverständlich wiederholt werden. – Auch als Symptom von frühkindlichem Autismus vorkommend.
Roche Lexikon Medizin, 4.Auflage; © *Urban & Fischer Verlag, München 1984/1987/1993/1999*«

Aus URL: http://www.ims.uni-stuttgart.de/phonetik/joerg/sgtutorial/glossardata/echolalie.html
»*Echolalie - Sinnlos automatische Wiederholung von Gehörtem. Es sollte unterschieden werden zwischen exakten Wiederholungen und solchen*

mit einer leichten Umformung der Wortstellung und/oder Konvertierung von Pronomina bzw. Verbformen«.

21.3. Schulgesetz im Auszug

§67 Abs. 5:
1. Jugendliche, die nicht in einem Berufsausbildungsverhältnis stehen und in besonderem Maße auf sozialpädagogische Hilfe angewiesen sind, können ihre Schulpflicht durch den Besuch einer Jugendwerkstatt erfüllen, die auf eine Berufsausbildung oder eine berufliche Tätigkeit vorbereitet.
2. Die Schulbehörde kann in besonders begründeten Ausnahmefällen auch die Erfüllung der Schulpflicht durch den Besuch einer anderen Einrichtung mit der in Satz 1 genannten Aufgabenstellung gestatten.
3. Die Erfüllung der Schulpflicht erfolgt auf der Grundlage eines einzelfallbezogenen Förderplans, der von der Jugendwerkstatt oder der anderen Einrichtung und von derjenigen berufsbildenden Schule gemeinsam aufzustellen ist, die von der Schülerin oder dem Schüler zu besuchen wäre.
4. Der Förderplan bedarf der Genehmigung durch die Schulbehörde.

21.4. Versetzungsverordnung im Auszug

§ 7
Freiwilliges Zurücktreten
(1) Eine Schülerin oder ein Schüler kann auf Beschluss der Klassenkonferenz in den vorherigen Schuljahrgang zurücktreten, wenn anzunehmen ist, dass durch die Wiederholung wesentliche Ursachen von Leistungsschwächen behoben werden können.
(2) Antragsberechtigt sind die Erziehungsberechtigten oder volljährige Schülerinnen und Schüler. Der Antrag muss spätestens bis zum 1.April gestellt sein, wenn er für das laufende Schuljahr berücksichtigt werden soll.
(3) Freiwilliges Zurücktreten ist in demselben Schuljahrgang oder in zwei aufeinander folgenden Schuljahrgängen nur einmal zulässig. Freiwilliges Zurücktreten in einen Schuljahrgang, den die Schülerin oder der Schüler bereits wiederholt hat oder wegen einer Nichtversetzung wiederholen musste, ist nicht zulässig.

(4) Wer freiwillig zurückgetreten ist, rückt ohne erneute Versetzungsentscheidung in den nächsten Schuljahrgang auf.

§8
Entsprechende Anwendung von Vorschriften

(1) Für die Zweige der Kooperativen Gesamtschule sind die für die Hauptschule, die Realschule und das Gymnasium geltenden Vorschriften dieser Verordnung entsprechend anzuwenden.

(2) In den Sonderschulen, ausgenommen die Schule für Lernbehinderte, gelten die Bestimmungen für die Schulform, deren Rahmenrichtlinien dem Unterricht jeweils zugrunde liegen.

(3) Für lernbehinderte Schülerinnen und Schüler, die in Integrationsklassen unterrichtet werden, gelten die Vorschriften für die Schule für Lernbehinderte entsprechend.

(4) Geistig behinderte Schülerinnen und Schüler, die in Integrationsklassen unterrichtet werden, rücken entsprechend dem Verfahren in den Schulen für geistig Behinderte in den höheren Schuljahrgang auf

Hans-Peter Spanier: Gegen den Strom oder Ein Gesetz wird ernst genommen
Erschienen im Verlag Fallenstein als
ISBN 3-8311-0647-9

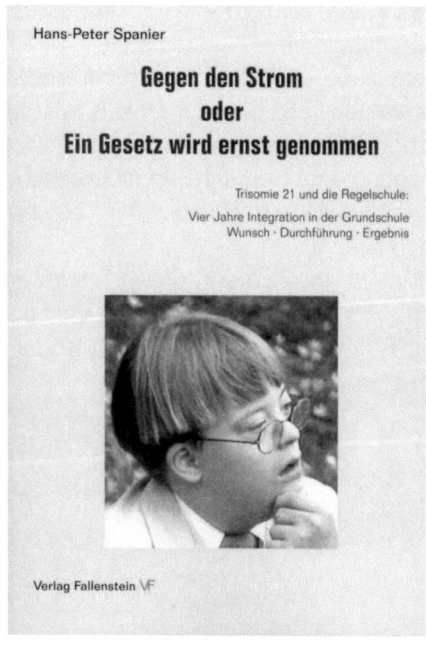

Dieses Buch sollte allen an Schule Interessierten von besonderer Bedeutung sein. Es ist ein Erfahrungsbericht über vier Jahre Integration eines Kindes mit Trisomie 21 in der Grundschule, geschrieben aus der Sicht eines "Pädagogikverbrauchers", der Schule neben der Schulpflicht auch als Verpflichtung des Staates betrachtet.

Dem negativen Verlauf der Integration weiß der Autor kaum positive Erlebnispunkte entgegen zu setzen. Es ist ein Dokumentation bzw. Protokoll pädagogischen Versagens.

Der Autor beschreibt zusätzlich den erforderlichen ‚Kraft-akt', um nach der Grundschule die Integration in einer Integrierten Gesamtschule (IGS) fortgesetzt zu sehen.

Hans-Peter Spanier: Till-Philipp oder das Recht auf Normalität

Erschienen im Programm „Edition Schindele", Universitätsverlag C. Winter, Heidelberg als ISBN 3-8253-8229-X.

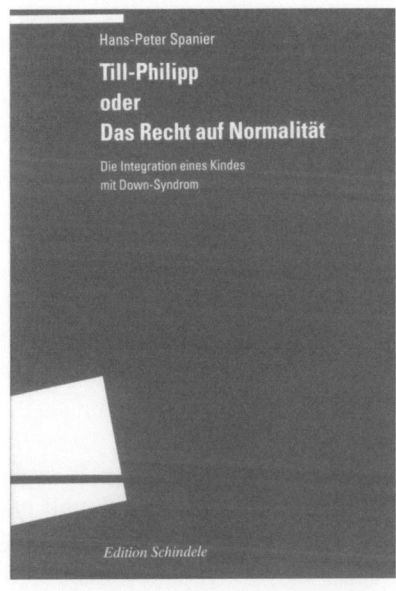

Der Vater von Till-Philipp schildert in diesem Buch die ersten sechs Lebensjahre seines Sohnes. Der lange Kampf mit Behörden und Einrichtungen um einen Platz in einem Regelkindergarten ist zwar erfolgreich, die private Einrichtung aber so konzeptlos, daß Familie Spanier nach einem halben Jahr ihren Sohn wieder abmeldet.

Erlebnisse in Braunschweig und die Beschaffung erster Informationen für den inte-grativen Schulbesuch direkt aus den Kultusministerien der alten Bundesländer runden das Buch ab.

Auch mit diesem Buch mahnt der Autor mehr Humanität im gesellschaftlichen Miteinander an.

Dr. Michael Dahlke: Elementares Lernen in der Schule
Erschienen im Verlag Fallenstein als
ISBN 3-8311-3301-8

Dieses Buch ist auf dem Hintergrund der laufenden Untersuchungen über unsere deutschen Bildungsverhältnisse zu verstehen, wobei der Autor versucht, den subjektorientierten Un-terricht auf der Basis des Konstruktivismus zu erläutern. Durch die Verbindungen zwischen Theorien des Konstruktivismus, der Systemtheorie und unterrichtlicher Praxis, werden Wege didaktischen Handelns auf-gezeigt, die zu einem subjektorientierten elementaren, projektorientierten, integrativen und gesellschaftskritischen Unterricht führen.

Felder didaktischen Handelns werden aufgezeigt, z.B. Wie plane ich meinen Unterricht? Welche Handlungsschritte muß ich beachten? Wie arbeite ich in gemeinsamen Phasenräumen? Wie kann ich schwächere und stärkere Schüler/innen ohne äußere Differenzierungsmaßnahmen fördern? Welche Bedeutung haben Rückkoppelungseffekte im Unterricht, und wie gehe ich damit um? Brauche ich noch eine Lernzielhierarchisierung?, Wie gehe ich mit Störungen um? Somit kann daß dieses Buch zur Planung, Durchführung und Evaluation von Unterricht genutzt werden.

Karl-Hein Rosenthal und Michael Dahlke: Unser Weg...
Zu einem subjektorientierten, entwicklungslogischen, kooperativen und integrativen Unterricht
Erschienen im Verlag Fallenstein als
ISBN 3-8311-4036-7

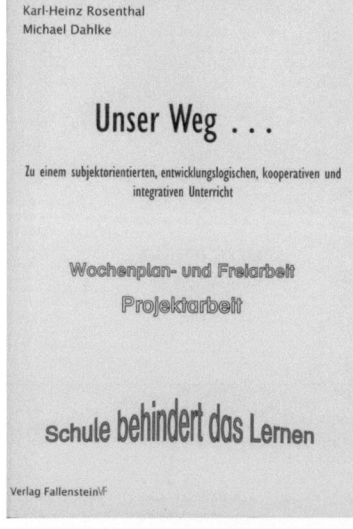

In diesem Buch kommen wir den Wünschen vieler Teilnehmer von Seminaren und Fortbildungsveranstaltungen nach, unseren Weg... zu mehr Unterrichtsqualität nachzuzeichnen.

Unser Weg... führte in einer stets theoriegeleiteten kritischen Unterrichts-Praxis von Formen des Frontalunterrichts über Wochenplan- und Freiarbeit hin zur Projektarbeit. Durch die Verbindung dieser Unterrichtsmethoden mit einer subjekt-orientierten Didaktik, d.h. mit subjektorientierten, entwicklungslogischen (struktur- und niveauorientierten), kooperativen und integrativen Ansprüchen haben wir teilweise Neuland betreten und dadurch eine neue Qualität von Unterricht erzielt. Diese Erfahrungen für andere KollegInnen fruchtbar zu machen, zu ermutigen, mehr Didaktik zu wagen und dadurch Kraft und Motivation aller am Unterricht Beteiligten für die schwieriger gewordene Unterrichtsarbeit zu erhalten oder wieder neu zu entwickeln, dazu kann dieses Buch wertvolle Hilfen geben. Die Qualität unseres Weges... wird schließlich durch eine Auseinandersetzung mit Grundsätzen einer an Bedeutung gewinnenden konstruktivistischen Pädagogik untermauert und noch erweitert. Aufgrund des schwachen Abschneidens deutscher Schüler in der TIMMS- und PISA- Studie wird offensichtlich, dass Schule zu häufig das Lernen verhindert.